JUNGBRUNNENWASSER –
vom Normalen zum Gesunden
mit ionisiertem Wasser

Basisches Aktivwasser und saures Oxidwasser
verstehen und anwenden

von Dipl. Ing. Dietmar Ferger

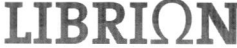

JUNGBRUNNENWASSER –
Vom Normalen zum Gesunden mit
ionisiertem Wasser
Basisches Aktivwasser und saures
Oxidwasser verstehen und anwenden

von Dipl. Ing. Dietmar Ferger

Nachdruck – auch auszugsweise –
nur mit Genehmigung des Verlages gestattet.

LIBRION Verlag, www.librion.eu

Spitzackerweg 13, D-79576 Weil am Rhein

4. stark erweiterte Auflage, 5.000 Stk.

Die ersten 3 Auflagen erscheinen unter dem Titel
»Basisches Aktivwasser - wie es wirkt und was es kann«

ISBN: 978-3-9810897-5-2

Printed in Germany 2011

Gestaltung: Arts Unique, www.artsunique.de

JUNGBRUNNENWASSER –
Vom Normalen zum Gesunden mit ionisiertem Wasser
Basisches Aktivwasser und saures Oxidwasser verstehen und anwenden

Inhalt

JUNGBRUNNENWASSER –
Vom Normalen zum Gesunden mit ionisiertem Wasser
Basisches Aktivwasser und saures Oxidwasser verstehen und anwenden

Vorwort von Prof. Maximilian Gege

»Ohne Wasser ist kein Heil«, wusste bereits der alte Goethe und hatte Recht:

Wasser ist das Elixir unseres Lebens, denn es nimmt in unserem Körper zahlreiche lebenswichtige Aufgaben wahr. Während wir mehrere Wochen ohne feste Nahrung auskommen, können wir Wasser nur höchstens zwei bis vier Tage lang entbehren.

Es gibt meiner Ansicht nach drei Blickwinkel, aus denen sich Wasser betrachten lässt: Geschmack, Gesundheitswirkung und die ökologischen und sozialen Rahmenbedingungen.

Seit gut einem Jahr trinken wir im »Haus der Zukunft«[1] basisches Aktivwasser. Es hat uns in allen drei oben angesprochenen Bereichen überzeugt:

1. Es schmeckt deutlich besser als das unbehandelte Hamburger Leitungswasser und auch Tee und Kaffee erhalten mit diesem Wasser zubereitet ein intensiveres Aroma.

2. Auch die gesundheitlichen Aspekte überzeugen. Wenn in Deutschland 10 % des Bruttosozialproduktes für die Behandlung von Krankheiten ausgegeben werden, wenn die Anzahl der kranken Menschen steigt und damit auch der volkswirtschaftliche Schaden durch Arbeits- und Verdienstausfall, ist dies ein Alarmzeichen. Jeder überzeugende Ansatz, diese in erschreckendem Maße ansteigende Quote auf nebenwirkungsfreie, volkswirtschaftlich günstige und bezahlbare Art und Weise zu senken, muss intensiv gefördert und unterstützt und einem vorurteilsfreien Test unterzogen werden. Zudem verleitet das basische Aktivwasser dazu, mehr zu trinken – was in der Hektik des Büroalltages einen gewichtigen positiven Gesundheitseffekt darstellt – und scheint auch Wachheit, Ausgeglichenheit und Wohlbefinden zu fördern.

3. Es ist vom ökologischen Gesichtspunkt her allen gekauften Alternativen der Mineralwasserindustrie haushoch überlegen. Allein im Jahr 2009 verbrauchten die Deutschen rund 130 Liter Flaschenwasser pro Kopf. Das entspricht dem Inhalt von 15 bis 20 Mineralwasserkisten.

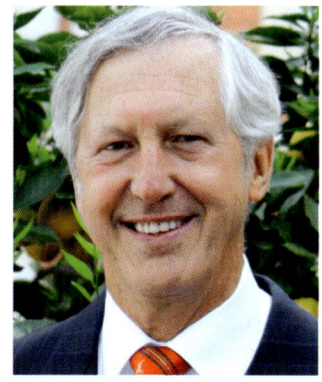

Den Verbrauch in der Gastronomie abgerechnet, schleppte eine fünfköpfige Familie also pro Jahr vielleicht 50 Kisten aus dem Auto in die Wohnung, die vorher mit dem Lkw von der Quelle und Abfüllung oft über viele hundert Kilometer in den Getränkemarkt oder zum Discounter gefahren wurden.

Da der Anteil an Mehrwegflaschen leider immer weiter zurückgeht, sind dies beispielsweise 200 Plastikflaschen á 1,5 Liter, die in Reihe hintereinander gelegt eine Strecke von 80 Metern ergeben. Von diesem Wasser kommen immer noch mehr als 10 % aus dem Ausland, also mit einer besonders langen »Anreise«. Durchschnittlich rund 850 Kilometer legen die »internationalen« Mineralwasser zurück, bis sie unseren Durst löschen.

Basisches Aktivwasser verbindet geschmackliche und gesundheitliche Verbesserung mit ökologischer Vernunft und Nachhaltigkeit. Das vorliegende Buch[2] habe ich schon verschiedenen Menschen geschenkt und wünsche ihm eine weite Verbreitung. Es trägt dazu bei, das Wissen über das Wasser im Allgemeinen und das Wasser im Menschen und seine gesundheitliche Bedeutung zu vermehren.

Prof. Maximilian Gege

Vorsitzender des Bundesdeutschen Arbeitskreis für Umweltbewusstes Management (B.A.U.M.) e.V., Hamburg

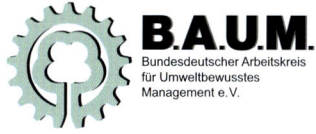

[1] »Haus der Zukunft«, Osterstraße 58, 20259 Hamburg: Sitz des B.A.U.M. und anderer innovativer Initiativen und Unternehmen. www.haus-der-zukunft-hamburg.de

[2] »Basisches Aktivwasser – wie es wirkt und was es kann«, 3. Auflage

Das Märchen vom Jungbrunnenwasser

Der »Jungbrunnen« ist ein alter Menschheitstraum, ein Traum vom »Wasser des Lebens«, das Alter und Krankheit wegwäscht. Dieser Traum wird in vielen Märchen und Sagen besungen und findet sich auf Darstellungen aus dem Mittelalter.

Auch wenn wir modernen Menschen dies nicht mehr wörtlich nehmen können und nicht mehr - wie die Alchimisten des Mittelalters – auf der Suche nach dem sprichwörtlichen »Brunnen der Jugend« sind, so bergen die Märchen doch viel mehr als nur ein Fünkchen Wahrheit. Die Erkenntnis, dass Wasser mehr ist als nur H_2O, zieht sich durch die Entwicklung der Menschheit. Auch wenn sie in der neueren Zeit durch die Übermacht der »rationalen« Naturwissenschaft, der pharmazeutischen Industrie und des rein materialistischen, mechanischen Weltbildes nicht mehr an den Universitäten und in der »offiziellen« Wissenschaft vorhanden ist, so gab es zu allen Zeiten und gibt auch heute viele exzellente Wissenschaftler und Forscher, die die Strukturen des Wassers erforschen, das Wasser mit »ganzheitlichen« Methoden »behandeln« und »aufwerten« und ihm so Eigenschaften geben, die durch die einfachen rationale Wissenschaft nicht mehr erklärbar sind. Früher wurden sie oft als »Ketzer« oder »Hexen« verdammt und verbrannt, heute sind sie Außenseiter des »Wissenschaftsbetriebes«.

Dabei ist der Grat zwischen tiefem Wissen und gewissenloser Geldschinderei ziemlich schmal, für Laien ist es oft nicht erkennbar, welchen Hintergrund ein »Wunderwasser« hat. Erst durch erweiterte Horizonte in Physik und Biologie, die unter den Begriffen »Quantenphysik« bzw. »-biologie« zusammengefasst werden, können Wege entwickelt werden, die Eigenschaften dieser »Wunderwässer« auch »wissenschaftlich« zu erklären.

Die Unwissenheit der »normalen« Wissenschaft über die Geheimnisse des Wassers ist auch die Ursache, dass die aus dieser Unwissenheit heraus entwickelten Techniken zerstörerisch auf das Wasser wirken, und was dem Wasser schadet, schadet auch der Natur und dem Mensch, eine »wassergemäße« Technik ist auch immer eine »naturgemäße« und »menschengemäße« Technik.

So beeinflusst das globale Netz an Hochspannungsleitungen mit hunderttausenden Volt Spannung die Elektrizität des Grundwassers und zerstört sein natürliches Gleichgewicht und damit auch jede potentielle Heilwirkung – auch jede Quelle, die aus dem Grundwasser entspringt, ist davon betroffen. Die vielfältigen Mikrowellenstrahlungen – auch E-Smog genannt – in der Atmosphäre beeinflussen jedes Wassermolekül im herabfallenden Regentropfen, jede Schneeflocke, so dass alle »Informationen des Kosmos«, die dieses Wassermolekül »mitbringen« könnte, gelöscht oder verstümmelt werden. Das Wasser, das aus unserer Leitung kommt, wird im Wasserwerk mit Chemikalien versetzt, gepresst, gedrückt und zu geradem, unverwirbeltem Fließen gezwungen, meist auch noch parallel zu Strom- und Informatik-Leitungen, die seine Strukturen vollends zuzerstören.

Dieses Buch beschäftigt sich mit »ionisiertem Wasser«, einem technisch hergestellten, funktionellen Wasser mit für Natur und Mensch sehr nützlichen Eigenschaften.

Wenn der Nobelpreisträger und Entdecker des Vitamin C, *Dr. Albert Szent-Györgyi*, schreibt, dass »Alterungssymptome ... immer mit einer langsamen Entwässerung unseres lebenden Gewebes verbunden sind, begleitet von oxidativer Schädigung durch freie Radikale« und basisches Aktivwasser freie Radikale neutralisiert und das Körpergewebe dauerhaft hydratisiert, ist es sicher nicht vermessen, es »Jungbrunnenwasser« zu nennen ... die russischen Wissenschaftler, die vor der Perestroika daran forschten, nannten es sogar »Wasser des Lebens«.

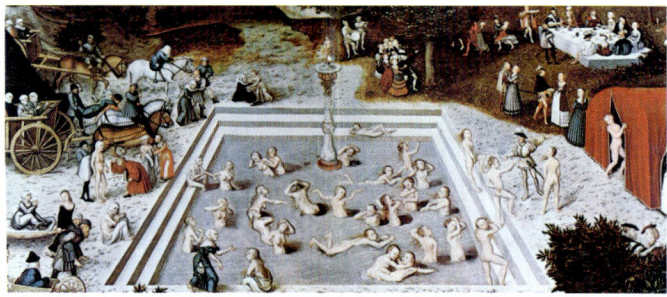

Lucas Cranach, Ausschnitt »Der Jungbrunnen«

Vorwort des Autors

Wasser ist ein faszinierendes Element. In meiner langjährigen Beschäftigung mit diesem Thema bin ich immer wieder auf Menschen gestoßen, die sich jahrzehntelang intensiv mit Wasser beschäftigen – und immer noch am Anfang sind. Deshalb kann dieses Buch auch nur eine Zwischenbilanz sein und den augenblicklichen Stand meines Wissens darstellen.

Ionisiertes Wasser ist ohne Zweifel die bedeutendste Entwicklung im vielfältigen »Wassermarkt« seit der Entwicklung der Umkehrosmose-Technologie. Interessant ist, dass die intensive sowjetrussische Forschung über ionisiertes Wasser nach dem Zusammenbruch der Sowjetunion einfach eingestellt wurde und dass die Entwicklung in Japan und Korea über Jahrzehnte hinweg zur technischen Perfektion führte, ohne dass im Westen jemand davon Notiz nahm. Bis auf einige Vorträge japanischer Wissenschaftler auf internationalen Kongressen gab es lange Zeit keine wissenschaftlichen Quellen, die ohne japanische oder koreanische Sprachkenntnisse zugänglich waren.

Für die englisch sprechende Welt wurde 1990 durch das Buch »Reverse Aging« das »Tor des Wissens« geöffnet, das ich 2002 mit dem Titel »Der Weg zurück in die Jugend« in die deutsche Sprache übersetzte. Der Autor *Sang Whang* (†) – ein amerikanischer Ingenieur koreanischer Abstammung – konnte die Originalquellen auswerten und in einen westlich-wissenschaftlichen Kontext einbetten.

Seit ich das Buch »Reverse Aging« verstanden habe, sehe ich es als meine Aufgabe an, Wissenschaftler, Politiker, Therapeuten und Verbraucher zu informieren über ionisiertes Wasser und sein positives Potential für die Sanierung unseres langsam unbezahlbar werdenden Gesundheitswesens im Allgemeinen, für die Prävention der zunehmenden Zivilisations- und Alterskrankheiten im Speziellen und für die Optimierung der menschlichen Gesundheit, Lebensfreude und -qualität im Einzelnen.

Unsere Familie trinkt seit 2003 ausschließlich basisches Aktivwasser. Es schmeckt und tut uns gut, unsere Leistungsfähigkeit hat sich signifikant erhöht, wir sind – Kinderkrankheiten der Kinder ausgenommen – nicht mehr »richtig« krank.

Auch viele Anwender berichten von individuell sehr unterschiedlichen Erfolgen in der Entwicklung ihrer Gesundheit und Leistungsfähigkeit wie z.B. von innerhalb von 4 Wochen verschwundener Cellulitis, von neu aufflammender Aktivität bei bettlägerigen Patienten, von der Regulierung des Blutdrucks, der Normalisierung des Augeninnendrucks etc. Auch die inzwischen vorhandenen Studien und Berichte – die Sie unter **www.jungbrunnenwasser.de** nachlesen können – zeigen, dass basisches Aktivwasser nicht nur ein wirkungsvolles Präventionsmittel ist – wenn Prävention nicht nur als eine Aneinanderreihung von mehr oder weniger sinnvollen Vorsorgeuntersuchungen und Impfungen verstanden wird – sondern auch unterstützend in der Behandlung von Zivilisationskrankheiten eingesetzt werden kann.

Obwohl oder weil basisches Aktivwasser ein so wirksames, einfaches und kostengünstiges Mittel zur gesundheitlichen Prävention und zur Erhöhung von Lebensqualität und Leistungsfähigkeit sein kann, ist es in Deutschland (noch) nicht anerkannt, da hier noch keine entsprechenden Studien durchgeführt worden sind, die den Regeln des »anerkannten Wissenschaftsbetriebes« genügen. Deshalb sei hier dringend darauf hingewiesen, dass den in diesem Buch aufgeführten Erkenntnisse eigene oder fremde Beobachtungen, Berichte und Schlussfolgerungen zugrunde liegen, nicht aber in der deutschen Wissenschaft anerkannte Studien.

Dieses Buch soll also in keinster Weise den Gang zu einem Arzt oder Heilpraktiker ersetzen, der bei akuten oder chronischen Beschwerden immer zu Rate gezogen werden sollte.

In diesem Sinne wünsche ich Ihnen eine interessante Lektüre mit der Bitte, dass Sie diese Schrift an Menschen weitergeben oder empfehlen, die Interesse an ganzheitlicher Gesundheit haben. Denn nicht umsonst sind bald 20% aller koreanischen und japanischen Haushalte inzwischen mit einem Wasserionisierer ausgestattet.

Dipl. Ing. Dietmar Ferger

JUNGBRUNNENWASSER –
Vom Normalen zum Gesunden mit ionisiertem Wasser
Basisches Aktivwasser und saures Oxidwasser verstehen und anwenden

Kapitel I

Wasser, die Chemie des Lebens

Wenn wir feststellen wollen, ob es Leben – so wie wir uns Leben vorstellen – auf dem Mars oder auf anderen Planeten gibt, suchen Wissenschaftler zuerst nach Spuren von Wasser. Warum? Weil das Leben auf der Erde vom Wasser abhängig ist. Man findet deshalb viele Pflanzen und Tiere im Lebensraum Wasser. Dort hatte auch das Leben selbst seinen Ursprung. Der Körper der Lebewesen besteht, je nach ihrem Lebensraum, zu 70-95 % aus Wasser. Alle chemischen Reaktionen in Pflanzen und Tieren, die das Leben unterstützen, finden mit Hilfe von Wasser statt. Wasser liefert nicht nur das Medium, in dem die Reaktionen stattfinden, sondern Wasser ist oft auch ein wichtiger Bestandteil dieser Reaktionen.

Die Struktur der Atome

Um das Phänomen Wasser zu verstehen, müssen wir uns in die Welt der Atome (von Griechisch *atomos = unteilbar*), der kleinsten Teilchen, begeben. Diese Atome können Sie sich vorstellen wie unser Sonnensystem: Um den Atomkern (bestehend aus Protonen, positiv elektrisch geladenen Teilchen, und Neutronen, Teilchen ohne Ladung) kreisen Elektronen, negativ geladene Teilchen, in verschiedenen Schichten. Wie bei den Planeten gibt es mehrere »Schalen«, d.h. Abstände vom Atomkern, auf denen sich die Elektronen bewegen.

Die erste Schale besteht aus maximal 2, die zweite und dritte Schale aus maximal 8 Elektronen. Jedes Atom hat den »Wunsch«, seine äußerste Schale zu komplettieren, d.h. mit der maximalen Anzahl von Elektronen zu füllen. Nur die Elektronen der jeweils äußersten Schale – **die Valenzelektronen** – sind für eine chemische Reaktion wichtig und bestimmen den Charakter des Atoms.

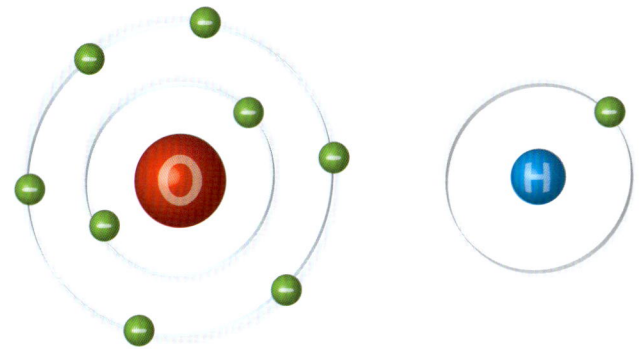

Abb. 1: Ein Sauerstoffatom mit 6 Valenzelektronen

Abb. 2: Ein Wasserstoffatom mit einem Valenzelektron

Auch wenn der Übersichtlichkeit halber diese Elektronenbahnen immer in konzentrischen Kreisen um den Atomkern gezeichnet werden, entsprechen die wirklichen Größenverhältnisse und Abstände in etwa den Verhältnissen in unserem Sonnensystem: Stellen wir uns den Atomkern aus Protonen und Neutronen als einen Tischtennisball vor, der in der Mitte eines großen Stadions liegt und so schwer ist wie das gesamte Stadion, so »kreist« der innerste Ring von Elektronen etwa in der Entfernung der am weitesten entfernten Sitzreihen und hat etwa die Größe eines Stecknadelkopfes, der sich aber in dieser Entfernung überall und nirgends befinden kann. Die nächste Elektronenbahn um den Tischtennisball in der Mitte des Stadions ist dann vielleicht so weit entfernt wie der Parkplatz des Stadions oder der darüber fliegende Hubschrauber, von dem das Spielgeschehen gefilmt wird. Der »**Quantenraum**« zwischen den Elektronenhüllen und dem Atomkern wird von einem Energiefeld aus Wechselwirkungen zwischen den Elektronen und dem Atomkern ausgefüllt.

Die Protonen und Neutronen, die den »Tischtennisball« im Stadion bilden, bestehen nach dem Stand der Forschung wiederum aus kleinsten Teilchen, den sog. »Quarks«, die wiederum jeweils drei »Wirbeln« beinhalten, die nach der sog. »Superstring-Theorie« eindimensional bzw. ohne »Masse« sind. Diese Wirbel - und damit auch der Charakter der Materie – können beeinflusst werden, Forschungen des russisch-amerikanischen Physikers *Dr. Yuri Kronn* weisen z.B. darauf hin, dass durch den Aufbau mentaler Energiefelder der Charakter der Energiewirbel und damit auch der Materie geändert werden kann – insbesondere im Wasser und bei allen lebendigen Stoffen, die Wasser enthalten.

Dieser kurze und natürlich unvollständige Ausflug in die Quantenphysik soll dazu dienen, unser durch Augen und Tastsinn geprägtes Verständnis von Materie und insbesondere von Wasser etwas zu erweitern, so dass Homöopathie und andere energetische Phänomene zumindest denkbar erscheinen.

Die Anzahl der Protonen und Neutronen im Kern und der Elektronen auf der Umlaufbahn charakterisiert ein Atom und weist ihm seinen Platz im Periodensystem der Elemente zu – jedes Element des Periodensystems wird durch die Anzahl der Protonen und Neutronen im Kern eindeutig bestimmt. Bei einem einzelnen, nicht elektrisch geladenen Atom gibt es dabei ein zahlenmäßiges Gleichgewicht zwischen Protonen im Kern und Elektronen auf der Umlaufbahn. Wird ein Elektron aus der Umlaufbahn entfernt oder kommt ein neues Elektron hinzu, bezeichnet man das Atom als **positiv oder negativ »ionisiert«** – die Anzahl der Protonen bleibt gleich und kann nur durch eine Kernspaltung verändert werden, bei der dann ein anderes Element entsteht.

Das Wassermolekül

Ein Wassermolekül mit der chemischen Formel H_2O enthält 2 Atome Wasserstoff und 1 Atom Sauerstoff. Das Wassermolekül hat die Form eines Tetraeders, also einer gleichseitigen Pyramide mit einem dreieckigen Grundriss.

Der Wasserstoff enthält ein Proton im Atomkern und ein Elektron in der Atomhülle. Wasserstoff ionisiert schnell, indem er sein einziges Elektron verliert und so zu einem allein stehenden positiv geladenen H^+ wird, einem isolierten Proton, denn das Wasserstoffatom hat keine Neutronen.

Der Sauerstoff enthält 8 Protonen und 8 Neutronen im Kern sowie 8 Elektronen, von denen sich aber 2 auf der inneren Schale befinden und so für die chemische Reaktion unwirksam sind. So hat Sauerstoff 6 Valenzelektronen. Verbindet er sich nun mit 2 Wasserstoffatomen, so kann er sich mit diesen die beiden Elektronen teilen.

Das so entstehende Wassermolekül hat also insgesamt 8 Valenzelektronen auf der äussersten Schale – der Sauerstoff hat sich seinen »Wunsch« erfüllt, muss sich die Elektronen aber mit den beiden Wasserstoffatomen in einer sogenannten **»kovalenten Bindung«** teilen.

Durch die besondere Lage der Elektronenpaare entsteht ein asymmetrisches Molekül, bei dem die bindenden Elektronenpaare zum Wasserstoff einen Winkel von 104,5° (statt rechnerisch 109,5°) bilden.

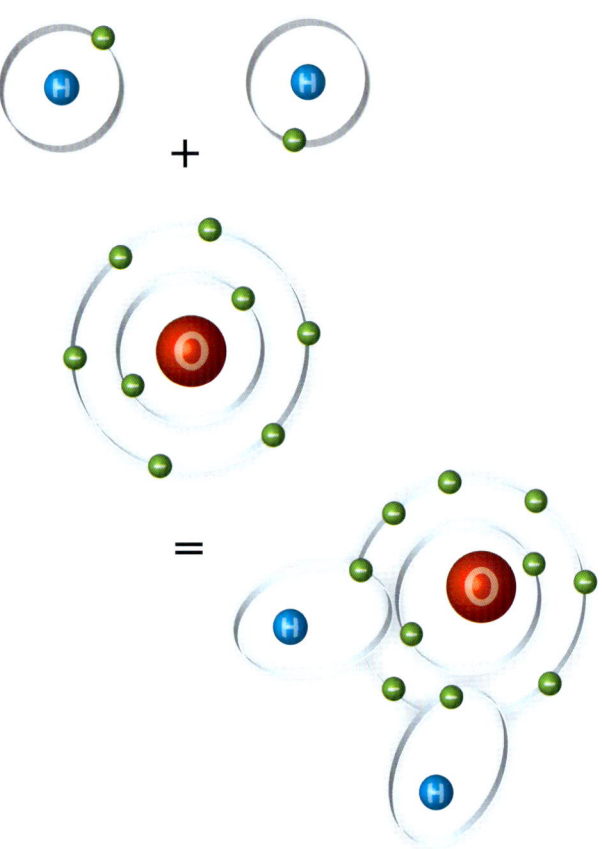

Abb. 3: Ein Wassermolekül H_2O besteht aus zwei Wasserstoffatomen H und einem Sauerstoffatom O

Die Polarität des Wassermoleküls ist entscheidend!

Da die drei Atome in einem Wassermolekül unterschiedliche Größen haben – das Sauerstoffatom ist wesentlich größer als die beiden Wasserstoffatome –, werden die Elektronen von den jeweiligen Atomkernen auch unterschiedlich stark angezogen. Diese Anziehungskraft nennt man die **Elektronegativität** eines Atoms. Mit einem Wert von 3,5 ist die Elektronen anziehende Wirkung des Sauerstoffs nahezu doppelt so groß wie die des Wasserstoffs mit 2,1.

Das hat Konsequenzen für die Elektronen der beiden Wasserstoffmoleküle: Diese gemeinsamen, das Wassermolekül »zusammenbindenden« Elektronen werden dichter an den Sauerstoff gezogen, so dass eine negative Teilladung (δ^-) am entgegen gesetzte Ende des Moleküls entsteht, bei den beiden Wasserstoffatomen fehlen die Elektronen und somit tritt dort eine positive Teilladung auf (δ^+).

Moleküle, die – wie ein Magnet – entgegengesetzt geladene Enden besitzen, bezeichnet man als **Dipole**.

Da der Elektronegativitätsunterschied beim Wassermolekül sehr hoch ist, ist Wasser ein starker Dipol. Diese Polarität macht Wasser zu einem universellen und starken Lösungsmittel. Durch seine starke Polarität ist es in der Lage, alle polaren Stoffe zu lösen und Wasserstoffbrückenbindungen aufzubauen, die insbesondere für die spezielle Geometrie und damit für die Wirkung von Eiweißstoffen und Nukleinsäuren verantwortlich sind.

Diese positive und negative Ladung bewirkt, dass Wasser auch auf magnetische Einflüsse von außen reagiert – eine Eigenschaft, die z.B. bei der magnetischen Kalkbehandlung von Bedeutung ist.

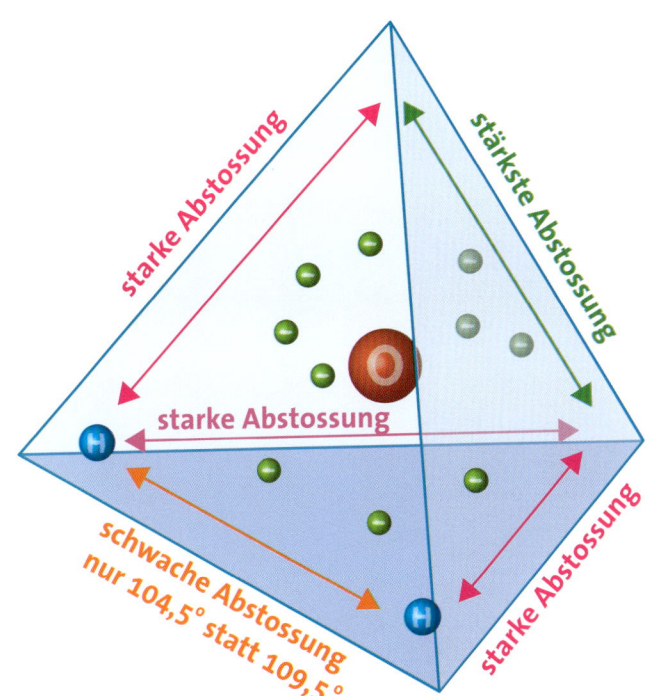

Abb. 4: Die Geometrie eines Wassermoleküls

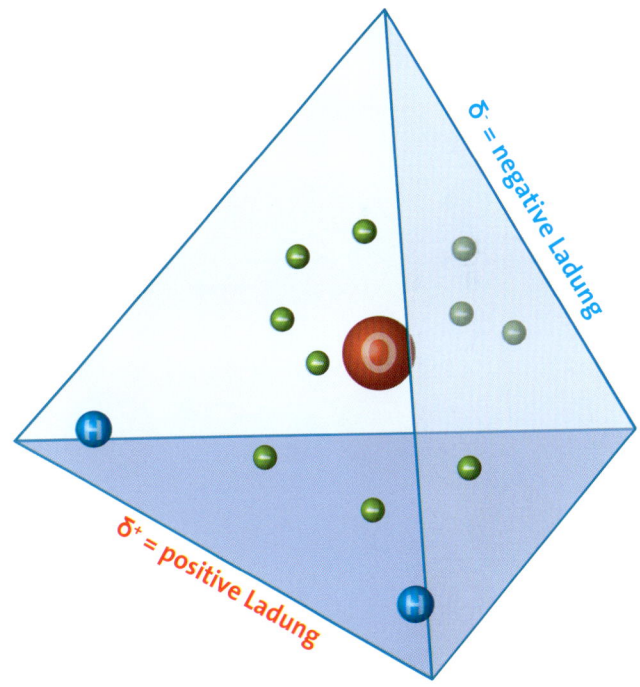

Abb. 5: Ungleiche Elektronenverteilung:
Der Dipolcharakter eines Wassermoleküls

Wasserstoffbrückenbindungen ermöglichen unser Leben

Wassermoleküle bilden zu benachbarten Wassermolekülen zwischenmolekulare Bindungen aus, indem zwischen dem negativen Ende eines Moleküls und dem positiven Ende des benachbarten Moleküls Anziehungskräfte entstehen. Dies ist vergleichbar mit der Anziehungskraft eines Magneten auf einen anderen Magneten. So bilden sich im Raum Formen von »gestapelten« Tetraedern aus Wassermolekülen.

Die sogenannten **Wasserstoffbrückenbindungen** sind nur einen Bruchteil so stark wie die Bindungskräfte innerhalb eines Moleküls, so dass sie sehr leicht auf- und auch wieder abgebaut werden. Diese schwachen Verbindungen spielen eine entscheidende Rolle bei der Stabilisierung vieler großer organischer Moleküle. Da sie schwach sind, können sie in den physiologischen Reaktionen schnell aufgebrochen und neu aufgebaut werden. Diese Auflösung und Neubildung ist die Essenz der Chemie des Lebens.

Die Wasserstoffbrückenbindungen sind auch die Ursache für die **Oberflächenspannung** des Wassers (Tropfenbildung, »Haut des Wassers«) und den relativ hohen Siedepunkt des Wassers von 100°C, denn analog zu anderen Stoffen und nach den chemisch-physikalischen Gesetzmäßigkeiten müsste Wasser bei Zimmertemperatur eigentlich gasförmig sein und einen Schmelzpunkt bei -120°C und einen Siedepunkt bei -75°C haben. Die Wasserstoffbrückenbindungen bewirken auch, dass Wasser bei 4°C seine größte Dichte hat: Unterhalb dieser Temperatur bilden sich Eiskristalle, die relativ große Hohlräume umschließen – deshalb schwimmt Eis auch auf dem Wasser –, darüber werden die Moleküle zu Schwingungen angeregt und benötigen mehr Platz. Durch Wasserstoffbrückenbindungen werden so die bis jetzt bekannten **63 sog. »Anomalien« des Wassers** hervorgerufen, die das Leben auf der Erde erst möglich machen.

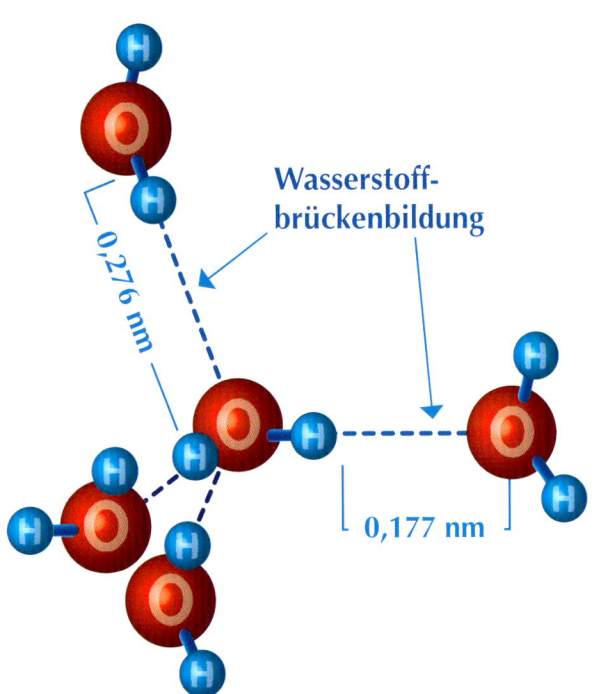

Wasserstoff-brückenbildung

0,276 nm

0,177 nm

Abb. 6: Wasserstoffbrückenbildung zwischen mehren Wassermolekülen

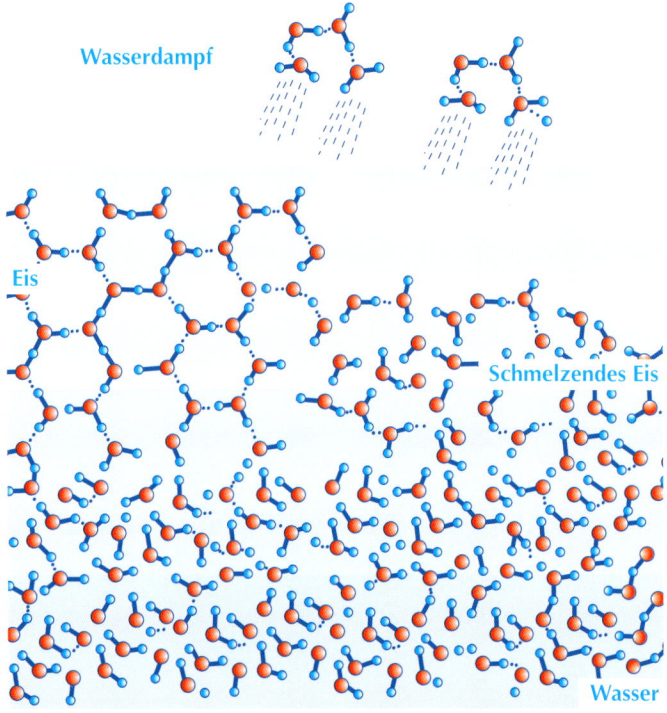

Wasserdampf

Eis

Schmelzendes Eis

Wasser

Abb. 7: Zustandsformen des Wassers

Wassercluster

Mehrere Wassermoleküle bilden gemeinsam ein durch Wasserstoffbrückenbindungen zusammengehaltenes »**Wassercluster**«, eine Struktur, an deren Eigenschaften noch geforscht wird. Ein Modell zum Verständnis der Wassercluster sagt, dass die Wassermoleküle vor allem innerhalb dieses Wasserclusters ihre Bindungen tauschen und dass so eine Anzahl von Molekülen ein mehr oder weniger großes Cluster bildet, das nach außen hin als eine Einheit erscheint und vor allem an seiner Oberfläche aktiv ist.

Ein anders Modell sagt, dass ein idealer Wassercluster die **geometrische Raumfigur eines aus Tetraedern zusammengesetzten Ikosaeders** (20-Flächners) besitzt. Der Ikosaeder ist wie der Tetraeder einer der sogenannten 5 »Platonischen Körper«. 20 Tetraeder können einen Ikosaeder bilden, aber nicht genau, es bleibt ein »Rest«, ein Spalt, übrig. Ebenso wie das Wassermolekül keinen exakten Tetraeder bildet, sondern etwas »Lebensspielraum« lässt, ist nach diesem Modell auch der Wasercluster kein exakter Ikosaeder, sondern eben ein aus – ebenfalls nicht exakten – Tetradern zusammengesetztes, ikosaeder-ähnliches Raumgebilde.

Die Platonischen Körper spielten schon in der griechischen Wissenschaft und Philosophie eine wichtige Rolle. Sie galten in Platons Akademie als Repräsentanten der fünf Elemente:

- Feuer: *Tetraeder*

- Wasser: *Ikosaeder*

- Luft: *Oktaeder*

- Erde: *Kubus*

- Äther: *Dodekaeder*

Der Ikosaeder war also auch in der griechischen Wissenschaft dem Wasser zugeordnet – vielleicht auch beeinflusst durch die Beobachtung von Eis- bzw. Schneekristallen, in der die Ikosaeder-Stuktur sichtbar wird.

Diese Wassercluster sind – obwohl sie nur durch die schwachen Wassersoffbrückenbindungen zusammengehalten werden – so stabil, dass bei normalen Druckverhältnissen erst bei Temperaturen über ca. 375°C vereinzelte Wassermoleküle auftreten.

In der Natur treten erst in den obersten Atmosphärenschichten, bei extrem niedrigem Druck, vereinzelte Wassermoleküle auf.

Die besondere Struktur der Wasserstoffbrückenbindungen, die im Wassermolekül-Dipol vorhandene elektrische Spannung zwischen der Wasserstoff- und der Sauerstoff-Seite, die geometrische Struktur und die Möglichkeit, dass Wasserstoff-Atome (Protonen) und Elektronen von einem zum nächsten Wassermolekül »wandern«, bewirken, dass Wasser sich sehr anders verhält als es nach den chemischen und physikalischen Gesetzmäßigkeiten anzunehmen wäre. Dies darzustellen würde aber den Rahmen dieses Buches sprengen.

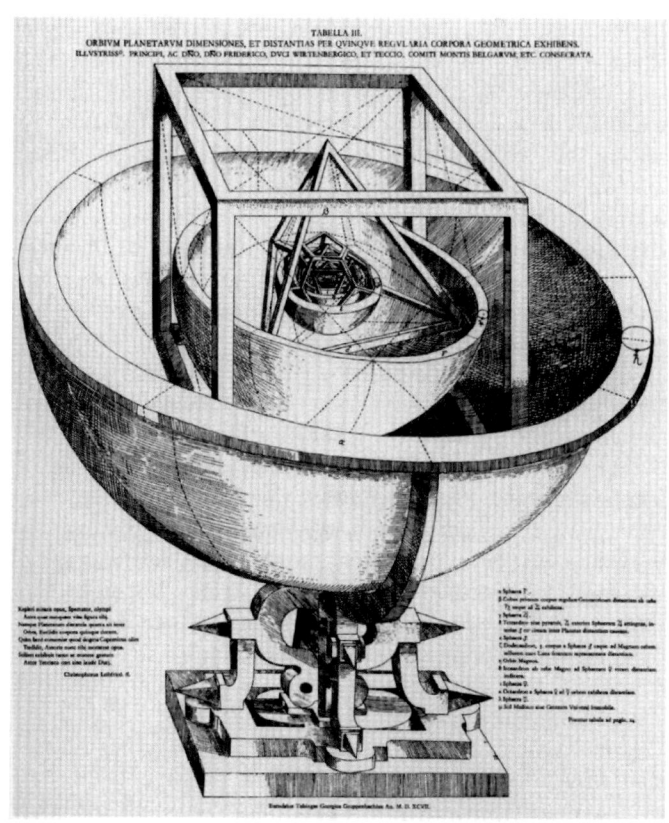

Abb. 8: Platonische Körper

Schwache Verbindungen lösen feste Kristalle

Wassermoleküle eignen sich hervorragend zur Auflösung von Ionenverbindungen. Aufgrund der unterschiedlichen Ladung können sich die Wassermoleküle zwischen die positiv und negativ geladenen Ionen eines Ionengitters schieben und die geladenen Teilchen mit einer Hydrathülle umgeben.

So ist beispielsweise Kochsalz – Natriumchlorid NaCl – im trockenen Zustand eine sehr feste Verbindung. Gibt man es in Wasser, so wird es aufgelöst, indem das positiv geladene Na^+ mit den negativen Polen der H_2O-Moleküle und das negativ geladene Cl^- mit den positiven Polen der H_2O-Moleküle eine Verbindung eingehen.

Wie man aus diesem einfachen Beispiel ersehen kann, sind die schwachen Verbindungen einzelner Wassermoleküle in der Lage, starke und harte Kristallverbindungen aufzulösen. Dies ist der Grund warum wir Wasser als ein universelles, natürliches Lösungsmittel bezeichnen, das starke und komplexe Verbindungen aufbrechen kann. **Dies ist die Chemie des Lebens auf der Erde.**

Lösungsmittel Wasser

Wasser hat das Bestreben, die Stoffe aufzulösen, mit denen es in Verbindung kommt. Dabei ist die Lösungsfähigkeit des Wassers vor allem von vier Faktoren abhängig:

- **Der Temperatur:** Je höher die Temperatur des Wassers ist, desto schneller bewegen sich die Wassermoleküle und desto besser werden Stoffe aufgelöst. So lösen sich die Geschmacks- und Farbstoffe aus Teeblättern in heißem Wasser besser als in kaltem.

- **Dem Unterschied im pH-Wert:** Je größer der Unterschied des pH-Wertes des Wassers zu dem pH-Wert des zu lösenden Stoffes ist, desto besser löst sich dieser im Wasser auf. So löst sich Natron besser in einer sauren Flüssigkeit, während ein typischer Nierenstein ein Oxalsäurekristall ist und sich in basischem Wasser löst, nicht aber in saurem Wasser z.B. aus einer Umkehrosmoseanlage.

- **Der Sättigung des Wassers mit gelösten Stoffen:** Je mehr Stoffe schon im Wasser gelöst sind, desto weniger neue Stoffe können gelöst werden. Dieser Effekt ist aber erst relevant wenn sich die Menge der gelösten Stoffe der Sättigungsgrenze annähert. So löst sich Salz bis zur Sättigungsgrenze gut, erst wenn die Sättigungsgrenze erreicht ist, können keine weiteren Salze gelöst werden. Verdunstet dann das Wasser, kristallisieren Salzkristalle aus.

- **Der Größe der Wassercluster:** Je kleiner die Wassercluster sind, desto besser können sie Stoffe lösen, da Wasser nur an der Oberfläche der Wassercluster reagiert. Kleine Wassercluster haben also im Verhältnis zum Volumen eine wesentlich größere Oberfläche. Die Clustergröße kann durch verschiedene physikalische Maßnahmen beeinflusst werden. Verwirbelung (mechanisch oder magnetisch), freier Fluss, Verdampfen, Elektrolyse etc. sind Möglichkeiten, die Clusterstrukturen aufzubrechen und zu verkleinern, während Druck – z.B. in Pumpen – und unverwirbeltes Fließen – z.B. in der Wasserleitung – Cluster zusammenschweißt, vergrößert und unbeweglich macht.

Aus kleinen Wasserclustern bestehen beispielsweise Gletscherwasser, Wasser aus einem plätschernden Bach, gewirbeltes Wasser oder Aktivwasser aus einem Wasserionisierer – dieses Wasser wird auch »**Hexagonales Wasser**« genannt. Wasser aus der Wasserleitung hat im Gegensatz dazu sehr große Wassercluster und eine geringere Lösungskraft.

Diese vier Faktoren wirken unterschiedlich stark: Temperatur und pH-Wert-Differenz sind sehr entscheidend für die Lösungsfähigkeit, die Sättigung mit gelösten Stoffen ist kaum relevant, da gesättigte Lösungen nur sehr selten als Lösungsmittel eingesetzt werden, die Clustergröße ist insbesondere bei Kaltauszügen und im Inneren von Organismen relevant.

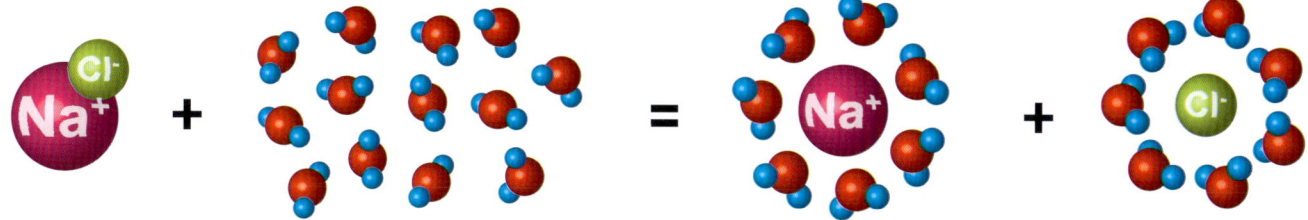

Abb 9: Kochsalz NaCl + Wasser H$_2$O => gelöstes Natrium Na$^+$ + gelöstes Chlorid Cl$^-$

Informationsträger Wasser

Wasser hat verschiedene Ebenen und Größenordnungen, in denen es auf äußere Einflüsse reagieren kann.

Eindeutig und unbestritten, da mit einfachen Messgeräten zu bestimmen, sind die Zustandsformen des Wassers und die physikalischen Reaktionen und Parameter, wie **Tempe-ratur, Oberflächenspannung, Siedepunkt, Gefrierpunkt, pH-Wert, elektrische Ladung (Redoxwert) und Leitfähigkeit (gelöste Mineralien)**. Hier reagiert Wasser auf die physikalischen Einflüsse aus der Umgebung.

Schwieriger zu bestimmen, aber immer noch objektiv messbar ist die **Clustergröße** des Wassers, die mit der modernen NMR-Analyse (*Nuclear Magnetic Resonance*) gezeigt werden kann.

Umstritten und nur auf quantenphysikalischer Ebene erklärbar sind die sogenannten »esoterischen« oder »feinstofflichen« Parameter, wie **Drehrichtung, Informationsgehalt, Schwingung** etc. Wassermoleküle haben jedoch mindestens vier Ebenen, in denen potentiell Informationen aufgenommen, gespeichert und übertragen werden können.

Die **erste Informationsebene** liegt in der **Frequenz und Rhythmik der Auflösung und Neubildung** der Wasserstoffbrücken zwischen den einzelnen Wassermolekülen in einem Wassercluster, vergleichbar mit einem dreidimensionalen, strukturierten Tanz, bei dem sich die einzelnen Wassermoleküle mit immer neuen Partnern verbinden um ein Stück zu »tanzen«. Es ist durchaus anzunehmen, dass dieses »Tanzmuster«, die dreidimensionale Frequenz, bestimmbar ist, dass ihr Rhythmus von Außen geprägt werden kann und dass es in einer lebendigen Umgebung das umgebende Leben beeinflussen und strukturieren kann.

Die **zweite Informationsebene** liegt in der **Symmetrie**: Wasser ist ein unsymmetrisches Molekül, das eine **Drehrichtung** besitzt, ein Vorne und Hinten bzw. Rechts und Links – so wie es z.B. rechts- und linksdrehende Quarzkristalle gibt.

Quarz (Silizium SiO$_2$) hat eine ähnliche Struktur wie Wasser, er ist nur fest und die Moleküle sind größer. Ebenso wie Wasser ist Quarz durchsichtig, kann Licht brechen und reagiert auf elektrischen Strom.

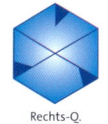 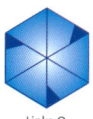 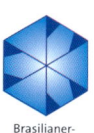 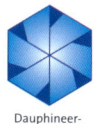 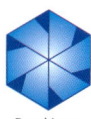 

Rechts-Q. Links-Q. Brasilianer-Zwilling (r&l) Dauphineer-Zwilling (r&r) Dauphineer-Zwilling (l&l) Kombination von Dauphineer- und Brasilianer-Gesetz

Abb. 10: Symmetrie der Quarzkristalle

Bei Quarzkristallen wird diese piezoelektrische Eigenschaft – d.h. der Kristall reagiert auf Druck mit einem elektrischen Signal und auf ein elektrisches Signal mit Ausdehnung bzw. Zusammenziehen – technisch ausgenutzt, kein Computer würde ohne den Einsatz der SiO$_2$-Schwingungen funktionieren. Bei Quarzkristallen gibt es diverse **Symmetrien**, die mess- und beschreibbar sind.

Die Ausrichtung der Moleküle im Wassercluster ist ein Faktor, von dem mit Sicherheit angenommen werden kann, dass er auf biologische Kleinststrukturen einen großen Einfluss hat – so wie in der Technik z.B. nur mit reinen entweder links- oder rechtsdrehenden Kristallen gearbeitet werden kann, die aber selten sind, so dass Quarzkristalle für technische Anwendungen synthetisch hergestellt werden.

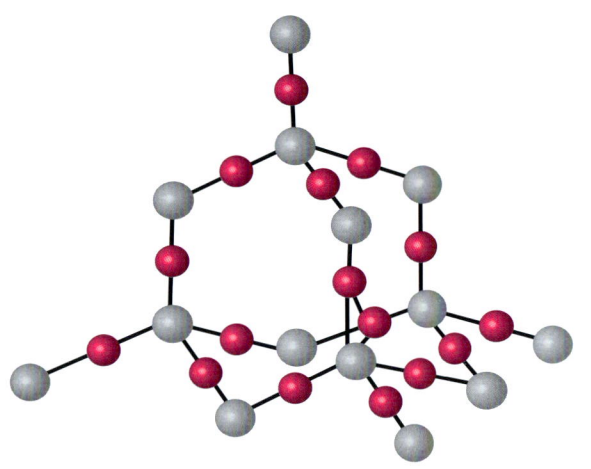

Abb 11: Die Gitterstruktur eines Quarzkristalls (SiO₂)

auf die Schwingungen der Wassermoleküle übertragen und von diesen dauerhaft gespeichert werden, oder dass die Eigenschwingung bzw. das elektrische Feld eines Lebewesens oder eines Stoffes die Schwingungsmuster der Wassermoleküle beeinflussen kann.

Die **vierte Informationsebene** liegt in der **quantenphysikalischen Struktur der Atome,** d. h. in der inneren Struktur der Energiewirbel, die die Quarks und damit die Protonen und Neutronen des Atomkerns bilden, sowie in der Struktur des Energiefeldes zwischen den Atomkernen des Sauerstoffs und der beiden Wasserstoffatome und den sie gemeinsam umgebende Elektronen. Wie diese Energiewirbel und -felder gebildet, strukturiert, informiert und beeinflusst werden, ist mangels geeigneter Messinstrumente noch nicht erforscht, die Beobachtungen der Wirkungen zeigen aber, dass die theoretischen Überlegungen der Quantenphysik Phänomene in der Natur erklären können, die bis jetzt nicht erklärbar sind.

Da die Struktur von Silizium und allen Steinen, deren Hauptbestandteil Silizium ist, der Wasserstruktur so ähnlich ist, können von Silizium- bzw. Quarzkristallen ausgehenden Schwingungen auch besonders gut von Wasser aufgenommen werden. Vielleicht spielt Silizium, das zweithäufigste Element auf unserer Erde, auch deshalb in unserem Körper eine so entscheidende Rolle für die Struktur des Gewebes und die Gesundheit?

Der Vergleich mit dem SiO_2-Molekül, das die Grundlage der modernen Informationstechnologie ist, macht auch deutlich, welche weiteren Informationsstrukturen beim H_2O-Molekül noch vorhanden sind, aber bedingt durch die Unzulänglichkeit der Messtechnik noch nicht objektiv gemessen werden können.

Die **dritte Informationsebene** liegt in den **Schwingungsstrukturen des H_2O-Moleküls.** Da die H-Atome mit dem O-Atom keinen exakten Tetraederwinkel bilden, stehen sie immer unter Spannung und »vibrieren«. Dabei ist durchaus anzunehmen, dass diese Schwingungsstrukturen bestimmten Ordnungsmustern unterliegen, d.h. dass sie einen Informationsgehalt haben, und dass diese Ordnungsmuster von außen beeinflussbar sind. So ist es durchaus physikalisch denkbar, dass Schwingungsmuster aus einem chemischen Stoff durch intensive Verwirbelung (Homöopathie) oder durch UV-Licht bzw. durch die elektromagnetische Kraft der Sonne (Bachblüten-Essenz)

Beispielsweise führte *Dr. Huping Hu*, ein amerikanischer Wissenschaftler chinesischer Abstammung, folgendes Experiment durch: Er plazierte ein geschlossenes Glas mit Betäubungsmitteln (Chloroform etc.) zwischen einen ebenfalls geschlossenen Wasserbehälter und eine Magnetspule, mit der er ein pulsierendes Magnetfeld erzeugte. Tranken Versuchspersonen dieses Wasser, zeigten sich im Doppelblindversuch messbare Effekte, wie sie bei der Einnahme oder Einatmung des Betäubungsmittels auftreten. Diese Effekte waren bei normalem Leitungswasser stärker als bei destilliertem Wasser, was wiederum zeigt, dass Mineralien im Wasser zur Informationsweitergabe notwendig sind.

Der gleiche Effekt trat auch auf, wenn das geschlossene Glas mit dem Betäubungsmittel zwischen der Magnetspule und dem Kopf des Probanden plaziert war.

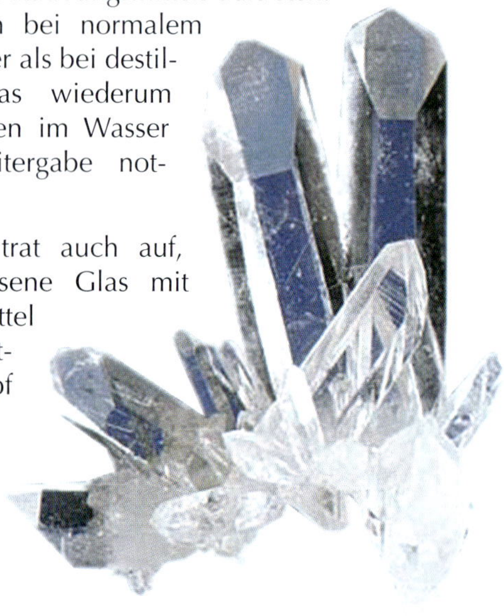

Abb. 12: Ein Siliziumkristall

Diese hier genannten vier Informationseben sind in der herkömmlichen Wissenschaft noch nicht anerkannt, aber alle physikalisch bzw. quantenphysikalisch erklärbar.

Ich bin überzeugt, dass es in einigen Jahren oder Jahrzehnten Möglichkeiten geben wird, diese Informationsebenen mit bildgebenden Verfahren anschaulich darzustellen bzw. evtl. sogar physikalische Werte zu messen und damit die Wirkunsweise von Homöopathie, Bachblüten, Reiki oder Heilungen bzw. Beeinflussungen durch reine Gedankenkraft auch wissenschaftlich-physikalisch zu erklären.

Die Weltgeschichte in einem Tropfen

Ein Wassertropfen enthält ca. $1,8 \times 10^{15}$ (1 800 000 000 000 000) Wassermoleküle. Jedes dieser Wassermoleküle hat seine eigene Geschichte, die bis in die Entstehungszeit der Erde zurückgeht, und trägt Informationen, Rhythmen, Frequenzen und Schwingungen aus vielen Jahrmillionen mit sich, aus Gletschern und Meeren, aus Menschen, Tieren und Pflanzen, aus Bächen und Flüssen, aus dem Boden und aus der Atmosphäre rund um den Globus.

Vielleicht trägt ja auch diese »Geschichte« dazu bei, dass ohne Wasser kein Leben möglich ist?

Wassermoleküle werden erst dann wieder »neu« und quasi »jungfräulich«, wenn sie in ihre Bestandteile Wasserstoff und Sauerstoff vereinzelt und und dann wieder neu »zusammengefügt« werden, wie dies z.B. bei einer Elektrolyse geschieht, bei der Wasserstoffgas und Sauerstoffgas entstehen.

Wasserkreislauf und Zivilisation

Wasser verdunstet und steigt in die obersten Schichten der Atmosphäre, in die Stratosphäre und Troposphäre auf. Dort, wo Erdanziehungskraft und Luftdruck sehr gering sind, vereinzeln sich die Wassermoleküle statt bei 375°C wie an der Erdoberfläche auch bei den dort herrschenden Minusgraden. Diese vereinzelten Wassermoleküle sind besonders aufnahmefähig für die dort ungefilterten Strahlungen und Frequenzen von der Sonne und aus dem Kosmos, die sie aufnehmen und dadurch auch die Erde von ihnen abschirmen – Wasserdampf ist ein weit wirksameres »Klimagas« als das vielgescholtene CO_2. »Beladen« mit kosmischen Frequenzen treten Wassermoleküle wieder die »Rückreise« zur Erde an, sammeln sich in Wolken und regnen ab.

In den letzten Jahrzehnten haben sich zu den natürlichen kosmischen Frequenzen andere, zivilisationsbedingte Frequenzen hinzugesellt. Angefangen von Langwellensendern, die ihre Frequenzen von einem Standort aus um den ganzen Globus senden können, und Sendeanlagen zur Wetterbeeinflussung wie die HAARP-Anlagen in Alaska und Australien, über Satellitenkommunikation, Radar, Radio- und Fernsehkanäle bis zur Mobilfunksendern werden die Wassermoleküle durch einen »Salat« an verschiedenen, oftmals digitalen Frequenzen beeinflusst.

Aber auch wenn Wasser in die Erde versickert oder sich am Grunde des Ozeans befindet, wo es mit den Erdfrequenzen, insbesondere der Schumannfrequenz von 7,83 Hz, aufgeladen wird, bleibt es von zivilisationsbedingten Störfrequenzen und elektrischen Ladungen nicht verschont. Auf dem Festland ist es vor allem das globale Hochspannungsnetz, das in das Grundwasser geerdet ist und so die Störströme und -frequenzen in das Wasser überträgt, aber auch in die Erde vergrabene Strom- und Datenkabel. Durch die Ozeane führen ebenfalls Strom- und Datenkabel, auch beeinflussen die Frequenzen der Kommunikation der U-Boote das Wasser, während die Walgesänge, die über viele hundert Kilometer das Wasser durchziehen, immer seltener werden.

Welche Auswirkungen diese zivilisationsbedingten »Störfrequenzen« auf das Wasser, seine Eigenschaften und evtl. auf das gesamte Leben auf der Erde haben, ist noch nicht erforscht worden. Ebenso wenig ist bekannt, wie weit das Leben auf der Erden von den durch das Wasser transportierten kosmischen, Sonnen- und Erdfrequenzen abhängig ist.

Wasser-Informationen sichtbar machen

Verschiedene sog. »bildgebende Verfahren« wie Tropfenbild-, Steigbild-, Kristallanalyse- oder Eiskristall-Methode ermöglichen es, »Informationen« und Strukturen des Wassers als qualitative, bildhafte Aussage sichtbar zu machen.

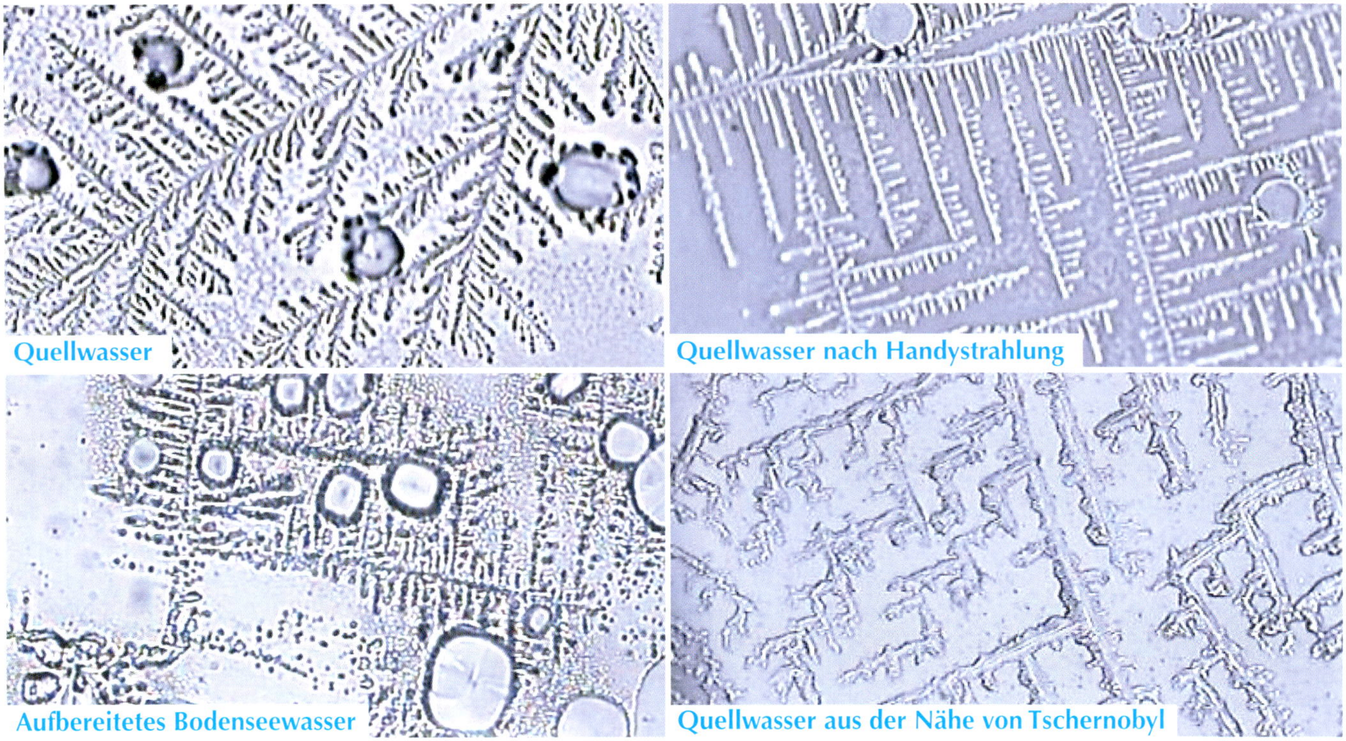

Quellwasser

Quellwasser nach Handystrahlung

Aufbereitetes Bodenseewasser

Quellwasser aus der Nähe von Tschernobyl

Abb. 13: Kristallanalyse-Bilder zur Beurteilung der Wasserstruktur-Qualität, Bilder: Praxislabor Dr. Höfer, Überlingen (www.praxislabor-hoefer.de)

Heilen mit Wasser-Informationen

Viele alte Heilkundige arbeiteten mit den Informationen des Wassers: *Hildegard von Bingen* (1098 - 1179) empfahl, bestimmte Steine ins Wasser zu legen und dieses dann zu trinken. *Paracelsus* (1494 - 1541) unterschied verschieden schwingende Wässer mit unterschiedlichen Eigenschaften. *Jakob Lorber* (1800 - 1864) riet, Kranke der Sonne auszusetzen und ihnen von der Sonne bestrahltes Quellwasser zu trinken zu geben. Die durch *Samuel Hahnemann* (1755 - 1843) entwickelte Homöopathie ist ein Resultat dieser jahrhundertealten Erkenntnisse.

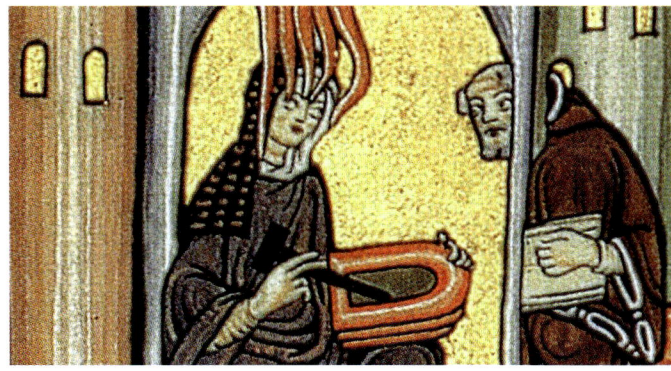

Abb. 14: Hildegard von Bingen

Kapitel 2

Biologische Zusammenhänge

Der menschliche Körper besteht zu ca. 60-70 % aus Wasser, in der Jugend mehr, im Alter weniger. Wasser ist für das Funktionieren der Lebensprozesse unabdingbar. Wer also einen Menschen ganzheitlich sehen und behandeln will, muss zwingend dem Wasser größte Aufmerksamkeit schenken. Das Wasser im menschlichen Körper – bei einem Körpergewicht von 80 kg sind dies ca. 50 Liter – finden wir zu ca. einem Fünftel, also ca. 10 Liter, als interzelluläre (zwischen den Zellen befindliche) Flüssigkeit, als sogenannte Lymphe. Mehr als die Hälfte ist als Zellwasser in den Zellen gebunden, der Rest im Blut und in den Organen verteilt. **Denn: Ohne Wasser können keine Lebensprozesse ablaufen.**

Der Mensch ist ein Aquarium

Die Lymphe ist quasi ein Abbild des Urmeeres, in dem vor vielen Millionen Jahren das Leben entstand. Dieses Urmeer war ein salzhaltiger Ozean mit **0,9 % Salzgehalt** – etwas niedriger als heute. Damals bildeten sich aus einzelnen Zellen Zellverbünde, die sich organisierten, Intelligenz entwickelten und aus denen schlussendlich die Säugetiere entstanden. Dieses Urmeer-Milieu finden wir wieder in unserer Lymphe – den Wert 0,9 % Salzgehalt kennen wir als physiologische Kochsalzlösung. Die Lymphe umgibt alle Zellen und enthält außer Wasser und Kochsalz noch weitere Spurenelemente und Salze sowie Eiweiß. Sie ist das »Milieu«, in dem die Zellen »wohnen«, und Teil des Bindegewebes. Ist das Zellmilieu nicht optimal, können sich auch die Zellen nicht gesund entwickeln.

So können wir unseren Körper mit einem Aquarium vergleichen: Unsere Körperzellen sind Wasserlebewesen, die in dem Meer der Lymphe bzw. Bindegewebsflüssigkeit leben, aus dem sie sich ernähren und das ihre »Ausscheidungen«, die Abbauprodukte ihres Stoffwechsels, wieder aufnimmt.

In einem Aquarium ist die Gesundheit der »Bewohner« vor allem abhängig von der Versorgung mit den richtigen Nährstoffen und der Sauberkeit des sie umgebende Wassers. Kein Aquariumsbesitzer würde seinen Fischen bei Krankheitserscheinungen Medikamente geben, stattdessen würde er die Wasserqualität kontrollieren, das Wasser evtl. austauschen und auf eine ausgewogene Fütterung achten.

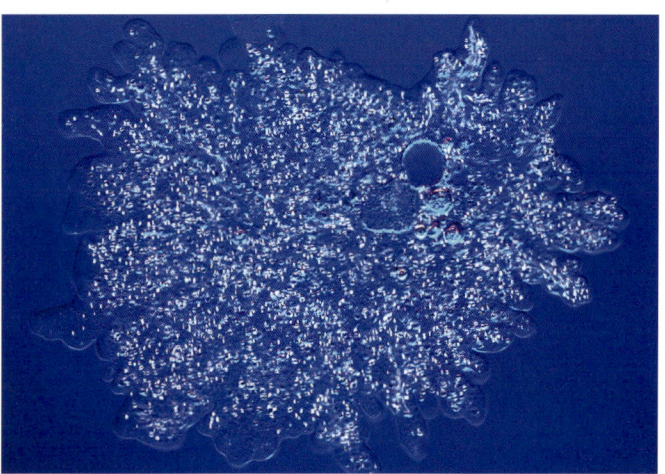 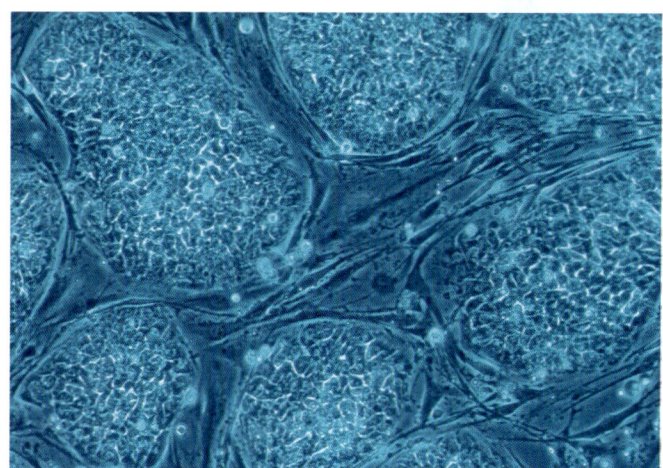

Abb. 15: Es gibt eindeutige Übereinstimmungen zwischen Amöben (Einzellern, links) und Säugetierzellen (rechts). Bilder: Arthur Hauck (links), Nissim Benvenisty (rechts)

Die Lymphe

Während Blut und Blutkreislauf bekannt und bestens untersucht sind, ist das Lymphsystem selbst für viele Ärzte noch ein Buch mit sieben Siegeln. Die »konventionelle« Medizin sieht im Menschen immer nur die »Stoffe«, alle Störungen des Gesamtorganismus werden auf Mangelerscheinungen oder Fehlverteilungen von »Stoffen« zurückgeführt. Das Wasser im Körper – egal ob im Bindegewebe als Lymphe, im Blut oder in den Zellen – wird dagegen nur als »Füllstoff«, bestenfalls noch als neutrales Transportmedium angesehen, nicht aber als Träger von Informationen und Eigenschaften, dessen Qualität wesentlich für die Gesundheit des Gesamtorganismus ist.

Die Qualität, die Eigenschaften und die Beschaffenheit der Lymphe sind aber für die Gesamtfunktionen, den Immunstatus, die Nährstoffversorgung und den Abfalltransport essentiell wichtig. Sie entscheidet über Zellgesundheit und die Langlebigkeit der Körperzellen, wie ein Experiment des Medizin-Nobelpreisträgers *Alexis Carrell (1873 - 1944)* zeigt: Er konnte eine Hühnerherzzelle über 14 Jahre am Leben halten, indem er täglich die Umgebungsflüssigkeit austauschte.

Die Wassermoleküle der Lymphe umgeben alle Proteine und Zellen im Körper mit einer Hydratschicht. Koreanische Forschungen zeigen, dass Wasser, das lebende Proteine und Zellen im Körper umgibt, besondere Strukturen hat, so dass drei Schichten unterschieden werden können:

Die innerste Schicht – einige Wassermoleküle stark – ist strukturiert wie ein flüssiger Eiskristall, mit größeren Hohlräumen als bei flüssigem Wasser.

Die zweite Schicht ist »normalem« Wasser ähnlicher, hat aber noch kristallartige Strukturen.

Die dritte Schicht entspricht »normalem« reinem Wasser, ihre Resonanzfrequenz von 53 Hz wird im Nuklear-Resonanz-Verfahren gemessen, wenn eine lebendige Körperzelle gemessen wird.

An diese äußerste Wasserschicht schließt sich dann die »normale« salzhaltige Lymphflüssigkeit an.

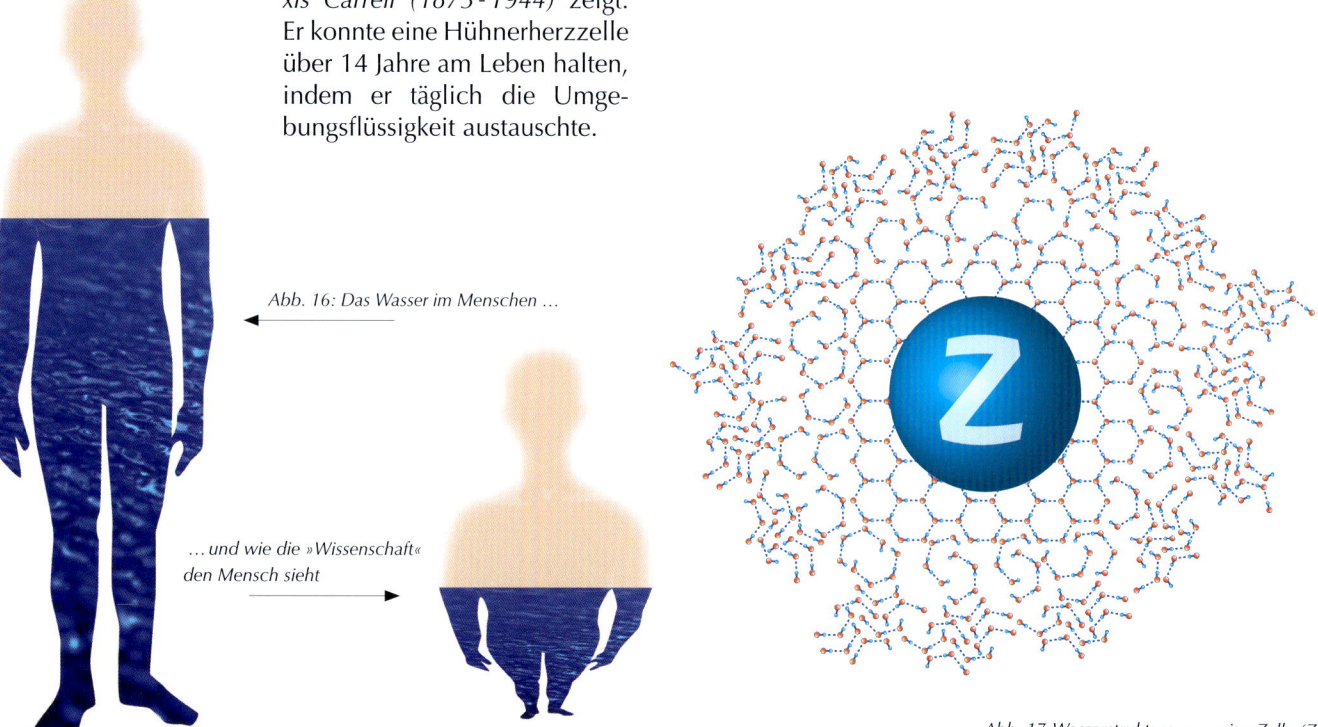

Abb. 16: Das Wasser im Menschen …

… und wie die »Wissenschaft« den Mensch sieht

Abb. 17: Wasserstrukturen um eine Zelle (Z)

Der Wasser»kreislauf« im Menschen

Wasser gelangt durch den Mund und die Speiseröhre in den Magen. Am Morgen, wenn der Magen leer und ein relativ dünner Schlauch ist (vorausgesetzt Sie haben am Abend vorher kein dickes Steak gegessen) und die Magensäure produzierenden Belegzellen an der Magenwand kein Geschmackssignal von den Geschmacksnerven im Mund erhalten haben und noch »schlafen«, wird es vom Pförtner, der den Magenausgang zum Darm hin »bewacht«, durchgelassen – vorausgesetzt es handelt sich um reines Wasser ohne Zusätze, denn nur Wasser ohne Zusätze reizt nicht die Geschmacksnerven im Mund und wird nicht nicht im Magen »vorbehandelt«. So gelangt es in den Dünndarm. Ist der Magen voll, kann nur ein Teil des Wassers über den sauren Speisebrei hinweg direkt zum Pförtner gelangen, der Rest vermischt sich mit der Magensäure.

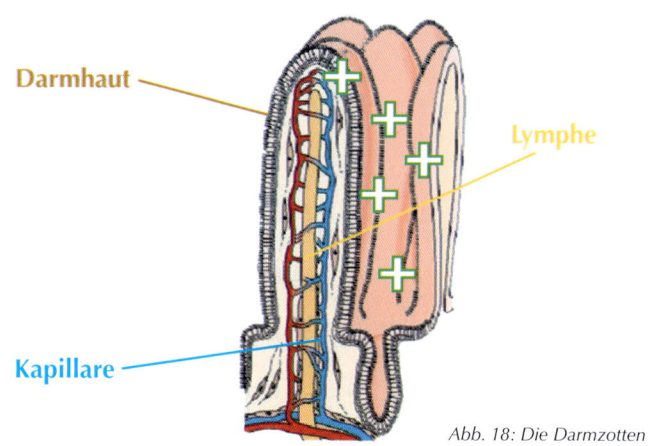

Abb. 18: Die Darmzotten

Die Dünndarmflora sollte von neutralem oder basischem Wasser ausreichend mit Flüssigkeit versorgt werden, denn die »guten« Bakterien im Dünndarm brauchen ein leicht basisches Milieu. Vor allem wenn die Bauchspeicheldrüse, deren basisches Sekret den sauren Speisebrei neutralisieren und in ein leicht basisches Milieu bringen soll, überstrapaziert oder geschädigt ist (wie es z.B. bei Diabetikern meist der Fall ist), benötigt das Dünndarm-Milieu Unterstützung durch neutrales oder basisches Wasser.

Aufgenommen wird das Wasser im Dünndarm über die Darmzotten. In diesen befinden sich unter der durchlässigen Schleimhaut parallel ein Blut- und ein Lymphgefäß. Interessant ist, dass die Darmschleimhaut eine **positive elektrische Ladung** aufweist und dadurch negativ geladene Moleküle anzieht und positiv geladene Moleküle abstößt. Dies ist notwendig, denn alle Moleküle der Pflanzennahrung, der ursprünglichen Nahrung des Menschen, sind negativ geladen bzw. haben negativ geladene Enden und können so von der Darmschleimhaut angezogen werden. Die positive elektrische Ladung der Darmschleimhaut erklärt auch, warum nicht ionisierte, im Wasser gelöste basische, positiv geladene Mineralien, wie wir sie z.B. als Calcium Ca^{++}, Magnesium Mg^+ etc. im Mineralwasser finden, nicht aufgenommen werden, während sie in organische pflanz-

liche Moleküle integriert aufgenommen werden können. Über die durchlässige Darmschleimhaut werden Zucker und Aminosäuren von den Blutgefäßen, Wasser und Fette von den Lymphgefäßen aufgenommen. Zucker und Aminosäuren gelangen durch die Pfortader zur Leber, in der Gifte herausgefiltert werden, Wasser und Fette gelangen über die Filtration durch Lymphknoten, in denen Gifte und Säuren ausgefiltert werden, in den Milchbrustgang, der in die linke Halsvene und damit in die Blutbahn eingespeist wird. So »verdünnt« das Wasser als Blutserum das Blut und gelangt durch den Austausch in den Kapillaren wieder als Lymphe in den Körper.

Durch das Verständnis dieser Prozesse ist es deutlich, dass

- die Lymphknoten im Bauchraum eine zentrale Bedeutung für das Immunsystem haben

- das Immunsystem entlastet wird, wenn das für den Körper notwendige Wasser als neutrales bzw. sogar basisches Wasser aufgenommen wird und nicht aus dem sauren Speisebrei herausgefiltert werden muss.

- der pH-Wert des Trinkwassers Auswirkungen auf den pH Wert der Lymphe und des Blutserums hat.

Transport»systeme« im Körper

Grundsätzlich gibt es im Körper zwei Arten von Transportsysteme:

Der **aktive Transport** erfolgt über das **Blut**. Durch das Herz **reguliert und pulsiert** (dass das Herz keine Pumpe ist, zeigen nicht nur Berechnungen über seine Leistungsfähigkeit, sondern auch neueste wissenschaftliche Forschungen, die durch Strömungsbilder an lebenden Herzen zeigen, dass das Blut im Herz in allen Phasen in Wirbeln strömt und nicht »gepresst« wird), verteilt das Blut aktiv Zucker, Sauerstoff, Hormone, Botenstoffe etc. im Körper. Blut besteht zum größten Teil aus dem Blutserum, das aus der Lymphe gebildet wird und wieder in sie übergeht.

Neben den roten Blutkörperchen, die den Sauerstoff transportieren, enthält es sozusagen als »Polizei« die weißen Blutkörperchen, die im Bedarfsfalle – z.B. bei Infektionen – Sauerstoffradikale bilden, die die fremden Bakterien oder Viren oxidieren (=ihnen die Elektronen rauben). Durch das Blut kann die »Körperschaltzentrale« in kürzester Zeit Botenstoffe aus Hormondrüsen im ganzen Körper verteilen – so z.B. Stresshormone, Glückshormone etc …

Durch das Blut werden die Stoffe bis in die Kapillaren gebracht. Diese dünnsten und feinsten Adern sind – wie die Darmschleimhaut – durchlässig, so dass Sauerstoff, Nährstoffe, Hormone etc. in die Lymphe übergehen können.

Vom Blut werden auch die gasförmigen Abfallstoffe, vor allem CO_2, wieder aufgenommen und zur Lunge transportiert.

> Wenn Sie am Morgen in ein Schlafzimmer kommen, in dem mit geschlossenem Fenster geschlafen wurde, können Sie die sauren Gase riechen, die über diesen Weg ausgeschieden werden.

Die **Lymphe** übernimmt den zweiten Teil der Transportkette im Körper – sozusagen die »letzte Meile« bis zum Zielort, den Körperzellen, sowie die Entsorgung der meisten in der Zelle und im Gewebe anfallenden Abfälle. Dies ist ein **passiver Transport**, d.h. es gibt keinen kanalisierten Stofffluss, sondern die Stoffverteilung erfolgt durch **Diffusion und Konzentrationsausgleich.**

Die Lymphe besteht außer aus Wasser noch aus gelösten Salzen und Eiweiß – je nach Körperregion in unterschiedlichen Anteilen. Je saurer das Lymphwasser ist, desto gel-artiger wird das enthaltene Eiweiß. Gel-artiges Eiweiß beeinträchtigt wiederum die Fließfähigkeit und die Durchlässigkeit der Lymphe für die Diffusionsprozesse.

80 % der Lymphflüssigkeit findet sich im Bauchraum, da dort mit der Nahrung die meisten Fremdstoffe und damit die meisten Gefahren für die Körpergesundheit ankommen. Im Bauch sitzt das Zentrum der Immunabwehr und Gesundheit – ein gesunder Darm, der Nahrung ohne Erzeugung von Fuselalkoholen, Gär- und Fäulnisprozess verdauen kann, ist deshalb nicht nur für die Gesundheit, sondern auch für die Funktion des Immunsystem, als Prophylaxe bei Allergien etc. von allergrößter Bedeutung.

Körperzellen haben in der Regel keinen direkten Anschluss an die Blutkapillaren, so wenig wie Ihr Grundstück einen direkten Autobahnanschluss hat. So entsteht um die Kapillaren eine erhöhte Konzentration an Sauerstoff, Nährstoffen und Zucker, während sich um die Zellen herum eine erhöhte Konzentration an Kohlenstoffdioxid – bzw. im Wasser gelöst an Kohlensäure – und anderen Abfallstoffen des Zellstoffwechsels bildet.

Da die Zellen Sauerstoff und Zucker verbrauchen, entsteht eine Sogwirkung und ein Konzentrationsgefälle, Blut und Nährstoffe wandern zu den Zellen, während Kohlenstoffdioxid und andere gasförmigen Säuren zu den Kapillaren wandern und vom Blut aufgenommen und abtransportiert werden, um über die Lunge ausgeatmet zu werden.

Die anderen Abfallstoffe des Zellstoffwechsels, Zelltrümmer etc. werden allmählich in die Lymphbahnen geschleust, die durch leichte Pumpbewegungen von umgebenden Muskeln bewegt werden, durch Lymphknoten gereinigt und schlussendlich über die obere Hohlvene wieder in den Blutkreislauf eingespeist. So wird der **Lymphkreislauf Blutserum – Lymphe – Blutserum** vollendet. Die Funktionsfähigkeit dieser Transportketten ist entscheidend für die Gesundheit, Langlebigkeit und Funktionsfähigkeit der Zellen.

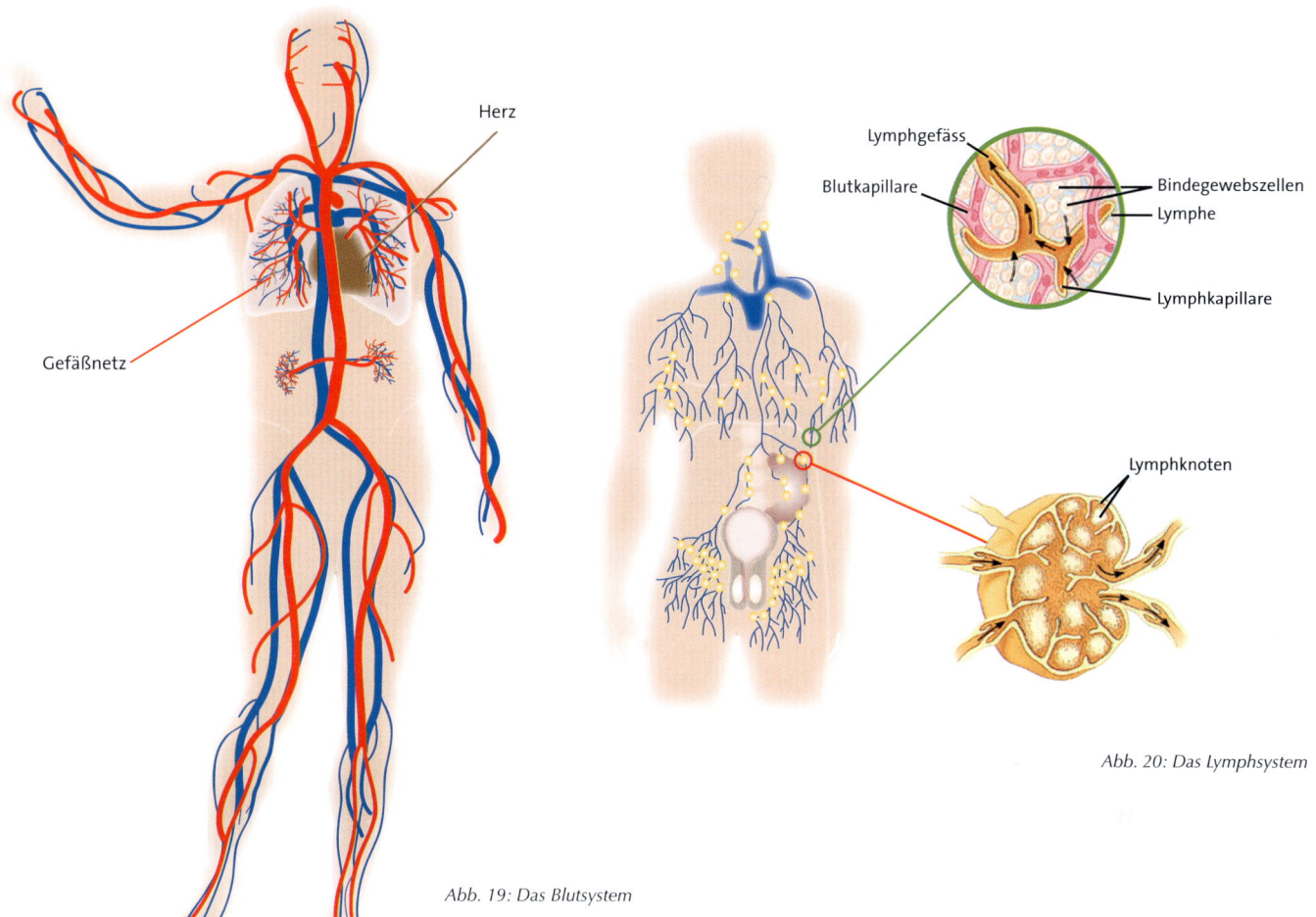

Herz

Gefäßnetz

Abb. 19: Das Blutsystem

Lymphgefäss

Blutkapillare

Bindegewebszellen

Lymphe

Lymphkapillare

Lymphknoten

Abb. 20: Das Lymphsystem

Der Medizinnobelpreisträger *Alexis Carrel* sagte dazu: »*Die Zelle ist unsterblich. Es ist bloß die Flüssigkeit, in der sie schwimmt, die degeneriert. Wenn man diese Flüssigkeit in Abständen erneuert und den Zellen die nötige Nahrung gibt, so wird der Puls des Lebens nach allem, was uns bisher bekannt ist, ewig schlagen.*«

Durch das Verständnis dieser Prozesse ist es deutlich, dass

- der passive Transport in der Lymphe eine wichtige Funktion im Körper hat

- eine Lymphflüssigkeit mit niedrigem pH-Wert durch koaguliertes Eiweiß dickflüssiger und gel-artiger ist als eine Lymphflüssigkeit mit hohem pH-Wert

- Konsistenz und Fließfähigkeit der Lymphe eine direkte Auswirkung auf die Ver- und Entsorgung der Zellen haben.

Basisch und sauer: Das Verdauungssystem

Die Nahrung, die wir essen, wird im Verdauungssystem von Bakterien so aufbereitet, dass die für uns nützlichen Stoffe vor allem im Dünndarm über die Schleimhaut aufgenommen werden können. Viele Billionen Bakterien leben so mehr oder weniger in Symbiose mit uns.

Jedes Bakterium hat ein optimales Milieu, d.h. Temperatur, pH-Wert, Feuchtigkeit ..., in dem es am besten gedeihen und arbeiten kann. Unser Verdauungssystem ist darauf eingestellt, den für den jeweiligen Verdauungsprozess wichtigen Bakterien immer den optimalen Lebensraum zu bieten. Das Verdauungssystem gliedert sich deshalb in vier Abschnitte, die unterschiedliche pH-Werte haben:

1. Die **Mundhöhle** ist unsere am dichtesten von Bakterien besiedelte Region und sollte einen leicht basischen pH-Wert haben, damit sich die »gute« Bakterienflora halten kann und »schlechte« Bakterien (z.B. Karies) in Schach gehalten werden. Der Speichel sollte deshalb immer leicht basisch sein, was durch ausreichend basische Lymphflüssigkeit mit ausreichend basischen Enzymen ermöglicht wird, aus der der Speichel entsteht.

2. Der **Magen** ist sehr sauer, damit mit der Nahrung aufgenommene Bakterien, Pilze und andere Mikroorganismen abgetötet und z.B. Proteine aufgeschlossen werden können. Die Nahrung wird hier sozusagen »desinfiziert«. Um den sauren pH-Wert zu erreichen, nehmen die Belegzellen an der Magenwand aus dem im Blut gelöste NaCl (Kochsalz) das Chlor (Cl) und bilden daraus Salzsäure HCl mit einem pH-Wert um pH 2.

3. Der **Dünndarm** sollte wieder basisch sein um den basenliebenden Bakterien, die unsere Nahrung optimal aufschließen können, einen optimalen Lebensraum bieten zu können. Hier wird von den Bakterien die eigentliche Verdauungsarbeit geleistet. Um den sauren Speisebrei zu neutralisieren, führen nach dem Magenende die Ausführungsgänge von Leber, Galle und Bauchspeicheldrüse (Pankreas) in den Beginn des Dünndarms und bringen basische Sekrete mit sich, die die Bauchspeicheldrüse mit Hilfe von Natronlauge (NaOH) aus dem Natrium im Blut bildet.

4. Der **Dickdarm** ist wieder leicht sauer, da über seine Schleimhaut basische Mineralien resorbiert werden. Hier werden abgestorbene Bakterien neutralisiert und von anderen Bakterien »nachverdaut«.

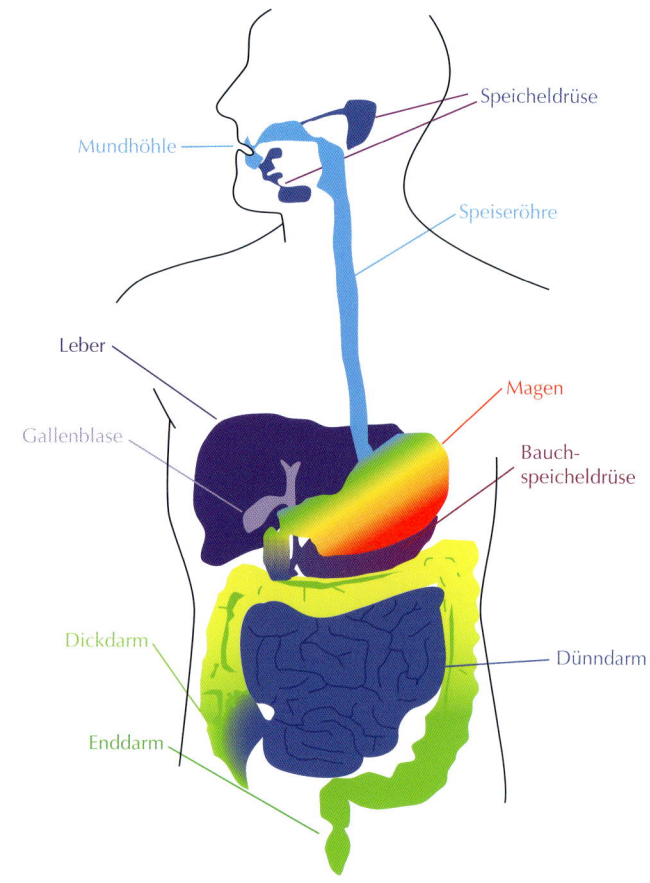

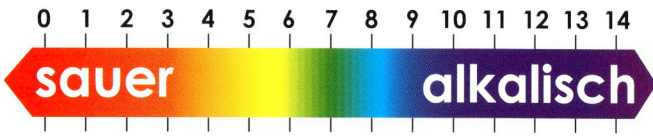

Abb. 21: pH-Werte im Verdauungssystem

28

Ver- und Entsorgung der Zelle

Wie bei im Wasser lebenden Einzellern, ist der gesundheitliche Zustand der Zellen vor allem abhängig von der sie umgebenden Flüssigkeit. Abgesehen von spezialisierten Aufgaben, wird in den Zellen vor allem Energie produziert.

Dies geschieht in den 1.000 bis 6.000 **Mitochondrien**, die sich in jeder Körperzelle befinden und die die **Kraftwerke** des Körpers sind. Energie in Form von negativer elektrischer Ladung entsteht in ihnen aus der Oxidation von Zuckern und Fetten mit der Hilfe von Sauerstoff, die aus der die Zelle umgebenden Bindegewebsflüssigkeit durch spezialisierte Kanäle in der Zellwand in die Zelle hinein diffundieren. Mit dieser elektrischen Energie wird das Enzym AMP *(Adenosin-Mono-Phosphat)* zu ATP *(Adenosin-Tri-Phosphat)* aufgeladen, durch das die Energie in der Zelle verteilt wird.

Wie bei jedem Oxidations-(Verbrennungs-)Prozess entstehen dabei Verbrennungsrückstände – vor allem Kohlenstoffdioxid –, die in der alternativen Medizin auch als **Schlacken** bezeichnet werden.

Diese Schlacken sind sauer und erniedrigen den pH Wert im Zellinneren. Deshalb ist das Zellwasser in einer funktionierenden Zelle immer leicht sauer. Zellen müssen aber immer und andauernd entsäuert werden, damit die Säurekonzentration in ihrem Innern nicht zu hoch wird.

Zur Entsäuerung müssen die Säuren im Zellwasser gelöst und durch Kanäle durch die Zellwand in die die Zelle umgebende Bindegewebsflüssigkeit abtransportiert werden. Damit die Zelle nicht austrocknet, muss dieses Zellwasser ersetzt werden und möglichst basisches, sauberes Wasser wieder in die Zelle hineinkommen.

Diese Wasserversorgung der Zellen erfolgt durch spezielle Wasserkanäle, die mit Proteinen, den positiv geladenen, spiralförmigen **Aquaporinen** ausgekleidet sind. Diese lassen nur negativ geladene Wassermoleküle in die Zelle hinein und stellen damit sicher, dass die Zelle nur mit für sie verwertbarem Wasser versorgt wird und nicht positiv geladenes Wasser die in der Zelle erzeugte elektrische Energie wieder neutralisiert. Für die Erforschung der Funktionen der Aquaporine erhielt der amerikanische Mediziner *Peter Agre* 2003 den Nobelpreis für Chemie.

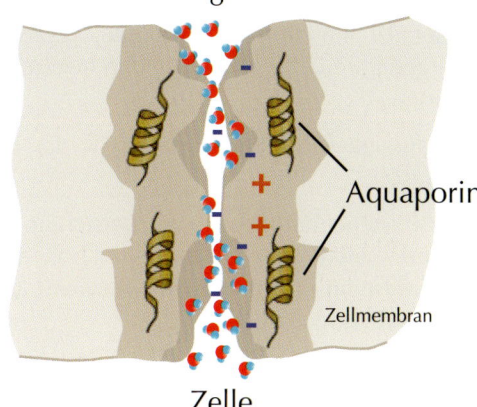

Abb. 22: Aquaporin kontrolliert die Wassereintrittskanäle der Zellmembran

Eine Zelle kann also austrocknen, obwohl genügend Bindegewebswasser vorhanden ist, wenn dieses Bindegewebswasser positiv geladen ist. In einer ausgetrockneten Zelle können Schlacken nicht mehr richtig abtransportiert werden, die Zelle übersäuert und die Energieproduktion wird beeinträchtigt, weil nicht mehr genügend Sauerstoff zur Verbrennung zur Verfügung steht, da dieser vom Säureüberschuss »geschluckt« wird. Ist eine Zelle dauerhaft übersäuert und steht deshalb dauerhaft zu wenig Sauerstoff zur Verfügung, beginnt der Zucker zu gären und die Zelle stellt ihren Stoffwechsel von der aeroben (Sauerstoff benötigenden) auf die anaerobe (ohne Sauerstoff ablaufende) Energieerzeugung um. In diesem Zustand sind die natürlichen Steuermechanismen einer Zelle außer Kraft gesetzt und sie beginnt, unkontrolliert zu wachsen – es entsteht Krebs.

Durch das Verständnis dieser Prozesse ist es deutlich, dass

- eine Zelle immer ein Säureproduzent ist

- nur eine basische Zellumgebung die Säuren aus der Zelle richtig aufnehmen kann

- die Zelle vertrocknet, wenn sie kein »gutes« kleinclustriges und negativ geladenes Wasser erhält

- Zellgärung – wie sie der Nobelpreisträger Otto Warburg schon 1967 als Ursache der Krebsentstehung erkannt hat – letztendlich durch eine saure statt basische Lymphflüssigkeit bedingt wird.

Die Wasserverteilung im Körper

Das Wasser ist im Körper nicht gleichmäßig verteilt. Der Wassergehalt reicht von 96 % in den Augen bis zu 10 % in den Zähnen.

Die Lymphflüssigkeit besteht zu ca. 90 %, das Blut zu ca. 88 % aus Wasser.

Aus der nebenstehenden Tabelle wird ersichtlich, dass »lebendige« und »bewussten« Organe einen hohen Wassergehalt haben, während in »toten« und unbewusst arbeitenden Organen der Wassergehalt gering ist.

Auch stofflich zeigt sich hier, dass Wasser Träger des Lebens und des Bewusstseins ist – oder wenigstens für ein bewusstes Sein notwendig!

Organ	Wassergehalt in %
Auge	94 - 96%
Gehirn	91 - 93%
Herz	ca. 79%
Lungen	ca. 78%
Muskeln	ca. 76%
Leber	ca. 72%
Haut	ca. 70%
Knorpel	50 - 60%
Haare und Nägel	20 - 30%
Knochen	20 - 22%
Fettgewebe	10 - 20%
Zähne	ca. 10%

Exkurs: Evolutionsgeschichte

Die genetischen Veranlagungen der Menschen ändern sich von Generation zu Generation nur im allerkleinsten Promillebereich, d.h. die genetischen Veranlagungen der »Zivilisations«-Menschen stammen größtenteils aus der Steinzeit. Über hunderttausenden von Jahren lebte der Homo Sapiens in Höhlen oder im Dschungel.

Der Tagesablauf eines Jägers oder Sammlers der Steinzeit ist recht einfach: Morgens gab es als erstes Wasser zu trinken, denn das Essen für den Tag musste ja erst gesammelt bzw. gejagt werden – die Höhlen bzw. Schlafstätten waren immer an Bächen bzw. Wasserläufen gelegen, so dass Wasser ausreichend zur Verfügung stand. Dann wurde gearbeitet (= gejagt bzw. gesammelt) unter hohem körperlichen Einsatz, bis es frühestens mittags, meist erst abends etwas zu essen gab und anschließend – in Ermangelung eines interessanten Fernseh- oder Kulturprogramms – geschlafen wurde. Unsere Innere Uhr ist auf diesen Rhythmus eingestellt: Unser Aufnahme- und Verdauungssystem »schläft« von ca. 4-12 Uhr, die Aufnahmephase ist von 12-20 Uhr, die Verarbeitungsphase von 20-4 Uhr.

Empfehlung: Die Reihenfolge der Nahrung

Gärungsprozesse in Magen und Darm sind die Ursachen vieler Beschwerden. Verursacht werden sie vor allem durch falsche Nahrungskombinationen und -reihenfolgen. Wichtig ist, »schnellere« Nahrungsmittel – d.h. Nahrungsmittel, deren Aufenthalt im Magen und Darm kurz ist – vor Nahrungsmitteln zu essen, die zur Verdauung länger im Magen und Darm bleiben müssen.

Die Reihenfolge ist generell: Kohlenhydrate vor Eiweiß vor Fett – und gut gekaut vor schnell verschlungen. Essen Sie z.B. einen Obstsalat nach einem Braten mit fetter Soße, bleibt das Obst bis zu neun Stunden bei optimalen Gärungstemperaturen hinter dem Fleisch »gefangen« – mit entsprechenden Folgen: Es bilden sich Säuren und Alkohole, die den Dünndarm übersäuern und zu einem messbaren Blutalkoholspiegel führen können.

Kapitel 3

Oxidations- und Reduktionsreaktionen (Redoxreaktionen)

Diese Vorgänge nehmen in biologischen Systemen eine zentrale Stellung ein. Die Reduktion und Oxidation von Molekülen und der damit verbundene Fluss von Elektronen = Energie ist die Grundlage jedes menschlichen Lebens, aber auch jedes Lebens überhaupt. In der Chemie definiert man die Oxidation als eine Elektronenabgabe (z.B. das Rosten von Metall) und die gegenläufige Reduktion als eine Elektronenaufnahme.

Oxidation = Abgabe von Elektronen   Reduktion = Aufnahme von Elektronen

Es findet keine Oxidation statt, ohne dass gleichzeitig eine Reduktion stattfindet. Diese Fähigkeit, Elektronen abzugeben bzw. aufzunehmen, bezeichnet man als **Redoxpotential**. Die Abgabe eines Elektrons (Oxidation) setzt Energie aus dem oxidierten Molekül frei – das Redoxpotential erhöht sich –, die Aufnahme eines Elektrons (Reduktion) speichert Energie in dem reduzierten Molekül – das Redoxpotential erniedrigt sich.

Das Redoxpotential einer Flüssigkeit ist mit einem Redoxmeter messbar und wird in mV (milliVolt) gemessen – ein negativer Wert bedeutet einen Überschuss an negativer Ladung = Elektronen = Energie, ein positiver Wert ein Überschuss an positiver Ladung = Mangel an Elektronen = Energiemangel. Der Sprachgebrauch und die Konvention ist hier irritierend, da ein positiver (guter) Tatbestand, nämlich der Überschuss an Energie, als »negativ« = mit Elektronenüberschuss bezeichnet wird. Diese Konvention stammt aus den Anfängen der Elektrizitätsforschung, als bei der Erforschung der Reibungselektrizität angenommen wurde, dass die Ladung von Glas positiv sei und die Elektrizität vom Glas auf andere Stoffe überspringen würde. Erst später wurde erkannt, dass die Elektronen vom (so definierten) negativen Pol zum Pluspol fließen. Sie wurden deshalb mit einem negativen Vorzeichen versehen.

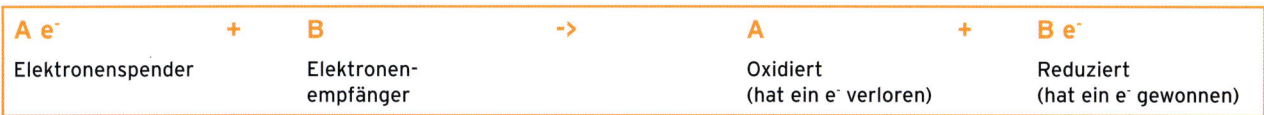

A e⁻	+	B	->	A	+	B e⁻
Elektronenspender		Elektronen-empfänger		Oxidiert (hat ein e⁻ verloren)		Reduziert (hat ein e⁻ gewonnen)

Wenn die Moleküle A und B in Kontakt kommen, geschieht folgendes:
Molekül **B** erhält ein Elektron (e⁻) von Molekül **A**, sein Redoxpotential wird erniedrigt. Molekül **B** wird reduziert.
Molekül **A** gibt ein Elektron (e⁻) an Molekül **B**, sein Redoxpotential wird erhöht. Molekül **A** wird oxidiert.

Redoxreaktionen im Menschen – Grundlagen des Lebens

Der Mensch ist ein elektrisches Wesen, alle Vorgänge im Körper werden durch Elektronen ermöglicht und gesteuert. Jede elektrische Reaktion – nicht nur die Energieerzeugung – kann als Reduktions-Oxidations-Reaktion gesehen werden, da Elektronen von einem Molekül zum nächsten geleitet werden und dieses Molekül erst reduziert und dann wieder oxidiert wird. Jede Bewegung, jeder Gedanke, jeder Vorgang in unserem Körper – von der Atmung bis zum Zittern, von der Darmbewegung bis zur Muskelkontraktion, vom Herzschlag bis zum Sprechen wird durch elektrische Signale der Körperzellen hervorgerufen, ob bewusst – wie die Sinneseindrücke Sehen, Hören, Fühlen, Schmecken ..., oder unbewusst – wie der Herzschlag oder die Steuerung unserer Verdauungsorgane – Speicheldrüsen, Magen, Bauchspeicheldrüse, Leber ..., die bewirken, dass alle beteiligten Organe zu jeder Zeit das Richtige tun und die richtigen »Sekrete« bilden.

Chemische und elektrische Energie im Körper

Da wir chemisch gebundene Energie – z.B. in Kohlenhydraten, Zuckern, Fetten oder Eiweißen – zu uns nehmen, aber elektrische Energie für die Aufrechterhaltung des Lebens brauchen, können wir uns als **»Hybrid«** bezeichnen, der Zucker, Fette und Eiweiße, also chemische Energie, als »Treibstoff« verbrennt um elektrische Energie zu erzeugen, mit der unser Körper dann »funktioniert«.

Zucker, Fette und Eiweiße wurden vorher im **Chlorophyll** der Pflanzen aus Wasser H_2O, Kohlenstoff CO_2 und Mineralien aus dem Boden mit Hilfe der **Photonen** aus dem Sonnenlicht hergestellt in einer Reaktion, die Energie verbraucht und bei der Sauerstoff = O_2 frei wird. Die Zucker-, Fett- und Eiweißmoleküle enthalten mehr Energie = Elektronen als das CO_2 und H_2O, aus dem sie entstanden sind,

sie sind also reduziert worden, da sie Elektronen aufgenommen haben.

Im Menschen und allen Tieren findet die Umsetzung von chemischer in elektrische Energie in den **Mitochondrien** in den Körperzellen statt, wo die Zucker-, Fett- und Eiweißmoleküle »verbrannt«, also oxidiert werden. Die Mitochondrien spalten also mit Hilfe von Sauerstoff O_2 die Moleküle in ihre Grundbausteine CO_2 und H_2O auf. Da es eine Oxidation ist, werden Elektronen = Energie abgegeben. Mit diesen Elektronen wird das Enzym Adenosin-Mono-Phosphat (AMP) zu einem elektrisch negativ geladenen, also überschüssige Elektronen = Energie transportierenden Adenosin-Tri-Phosphat (ATP) aufgeladen, das als »Bote« die Energie an die Stellen in der Zelle bringt, wo Energie benötigt wird.

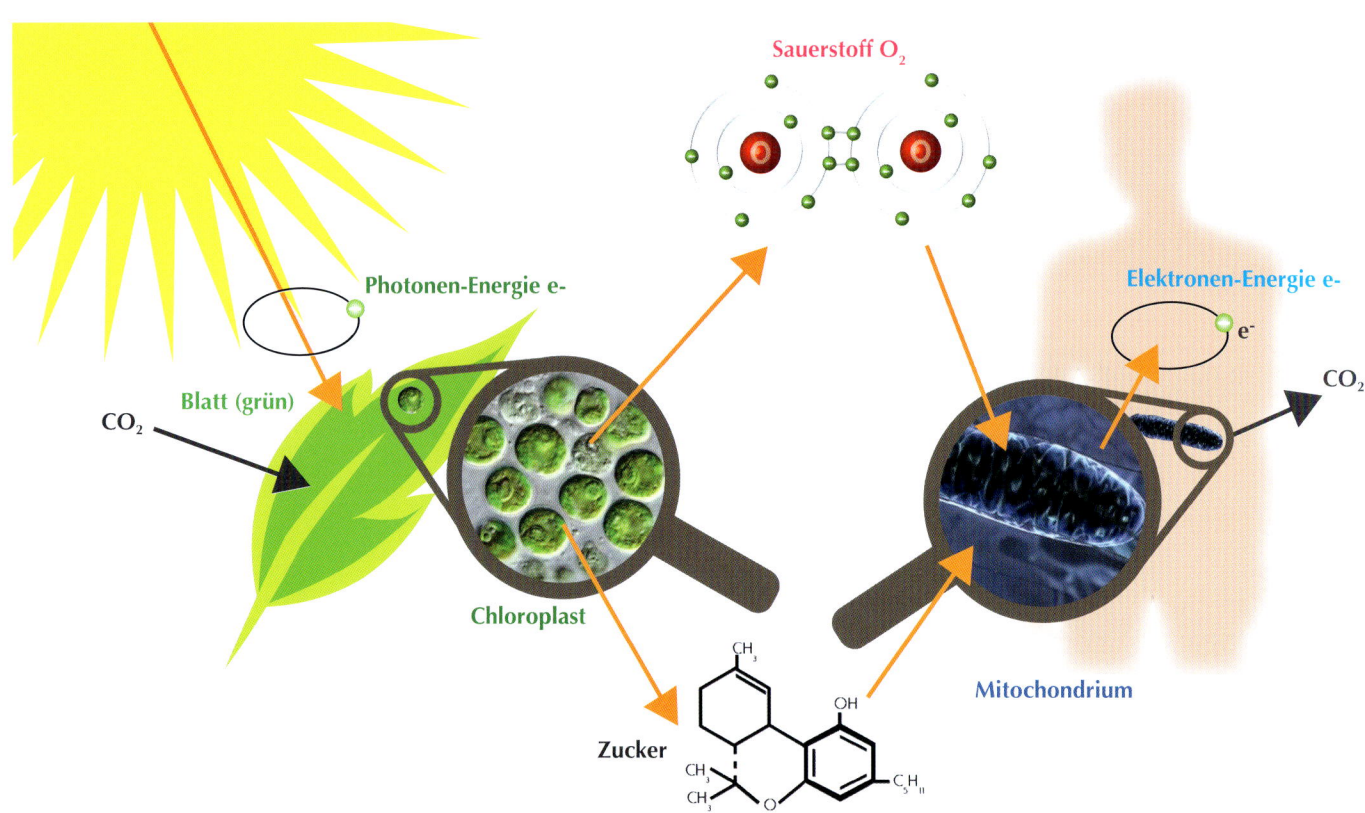

Abb. 23: Der Oxidations-Reduktions-Zyklus als Grundlage des Lebens

Lebenswichtiger Sauerstoff

Sauerstoff spielt als Oxidationsmittel in den Mitochondrien eine wichtige Rolle. Er ist quasi der synergistisch wirkende »Gegenspieler« der Sonnenenergie, da er auf der einen Seite durch die Einwirkung der Sonnenenergie auf die Pflanzen aus seiner Bindung an Kohlenstoff und Wasser frei wird und so die Bildung von energiespeichernden Zucker-, Fett- und Eiweißmolekülen ermöglicht, auf der anderen Seite diese Energie in einem Oxidations- oder Verbrennungsprozess, z.B. in der Körperzelle, aber auch in jedem Feuer, wieder freisetzen kann.

Sauerstoff ist nicht das einzige, aber das häufigste und für biologische Prozesse sicher wichtigste Oxidationsmittel. Seine Konzentration in der Atmosphäre von 21 % ist für das auf der Erde befindliche Leben ideal und genau austariert. Ein geringerer Gehalt an Sauerstoff würde Oxidationsvorgänge und damit das Leben hemmen, bei einer höheren Konzentration würden Oxidations- und Verbrennungsprozesse spontan ablaufen, so dass nur noch verkohlte Materie übrigbleiben würde.

Wie wir sehen, hat Sauerstoff eine zwiespältige Rolle: Einerseits ist er lebensnotwendig, da nur mit seiner Hilfe die Zucker, Fette und Proteine oxidiert und die darin gespeicherten Elektronen = Energie freigesetzt werden können, andererseits kann er – wie alle anderen Oxidationsmittel – auch andere Moleküle schädigen. Ohne Sauerstoff gibt es kein Überleben für höhere Lebewesen.

Zuviel des Guten?

Wird im Körper zu viel Sauerstoff absorbiert – wie z.B. beim Sport –, kann er ein oder mehrere Elektronen verlieren und zu einem **aktiven Sauerstoffradikal** werden. Dies geschieht mit etwa 2 % des Sauerstoffs, den wir einatmen, bei falscher Atmung wie chronischer Hyperventilation oder starker körperlicher Anstrengung mit bis zu 20 %. Diese aktiven oxidierten Sauerstoffradikale mit ungepaarten Elektronen haben ein hohes Oxidationspotential, d.h. sie können Elektronen von anderen Molekülen »stehlen«.

In der Luft ist Sauerstoff relativ stabil, da er als Molekül O_2 auftritt und zwei Sauerstoffatome eine gemeinsame Elektronenhülle bilden.

Im Körper wird er durch die Lunge aufgenommen, geht in den Lungenbläschen in das Blut über und wird über das Blut und durch das Bindegewebe in die Körperzellen transportiert, wo er für eine effektive Energieerzeugung (Verbrennung, Oxidation) notwendig ist. Nur im **aeroben Stoffwechsel** können Kohlenhydrate effektiv in Kohlendioxid CO_2 und Wasser zerlegt werden und dabei Energie freisetzen. Bei Sauerstoffmangel kann der Körper auf eine **anaerobe** (ohne Sauerstoff ablaufende) Umwandlung der Kohlenhydrate zurückgreifen, die aber nicht effektiv ist und problematische saure Schlacken zurücklässt, die z.B. bei übermäßiger Beanspruchung der Muskeln zu Muskelkater führen.

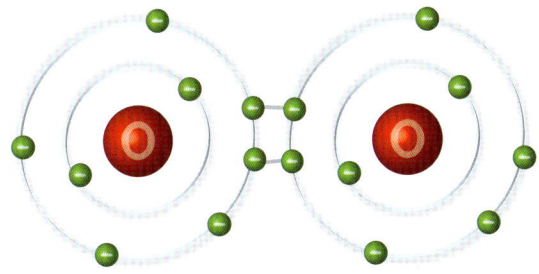

Abb. 24: Ein Sauerstoffgas-Molekül

In der Technik sind Sauerstoffradikale hilfreich für die Desinfektion z.B. durch Wasserstoffperoxid oder Ozon, im Körper sind freie Radikale nur dann hilfreich, wenn sie gezielt zur Bekämpfung von Bakterien und Viren eingesetzt werden.

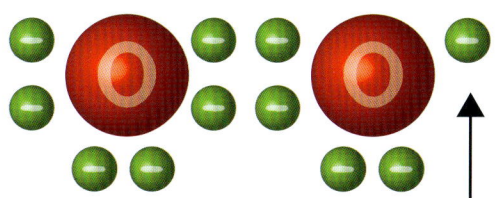

Abb. 25: aktives oxidiertes Sauerstoffradikal mit einem fehlendem Elektron

Aktiver Sauerstoff im Körper

Wir sind im Leben einer ununterbrochenen Begegnung mit verschiedensten Mikroorganismen ausgesetzt und leben in ständigem Austausch mit ihnen. Insbesondere in Mund und Darm findet sich eine große Anzahl von Bakterien und anderen Mikroorganismen, die für die Verdauung und Zersetzung der Nahrung verantwortlich sind.

Um das Wachstum unerwünschter Mikroorganismen im Schach zu halten, bildet das Abwehrsystem des Körpers Neutrophile, eine Art Leukozyten, weiße Blutkörperchen. Diese Neutrophile erzeugen aktive Sauerstoffradikale, die unerwünschte Mikroorganismen oxidieren können und so eine desinfizierende Wirkung haben. Diese sog. **primären freien Radikale** sind für das Überleben des Menschen notwendig.

Bilden sich aber zu viele freie Sauerstoffradikale im Körper und wird ihre Konzentration zu hoch, werden sie schädlich, greifen gesunde Moleküle und Zellen an und rauben ihnen Elektronen (d.h. oxidieren sie). Diese **sekundären freien Radikale** schädigen das Zellgewebe und oft auch den genetischen Code und werden zur Ursache von Erkrankungen.

Wie bei vielem anderen, kommt es also auch bei den aktiven Sauerstoffradikalen auf die Dosierung an – und zuviel des Guten ist auch hier schädlich.

Diese Oxidation ist insofern besonders gefährlich, als dass sie eine Kettenreaktion auslöst: Das freie Radikal oxidiert Molekül 1 (d.h. es raubt ihm ein Elektron), dieses oxidiert Molekül 2, das dann zum **tertiären Freien Radikal** wird, dieses wieder Molekül 3 ... und so weiter.

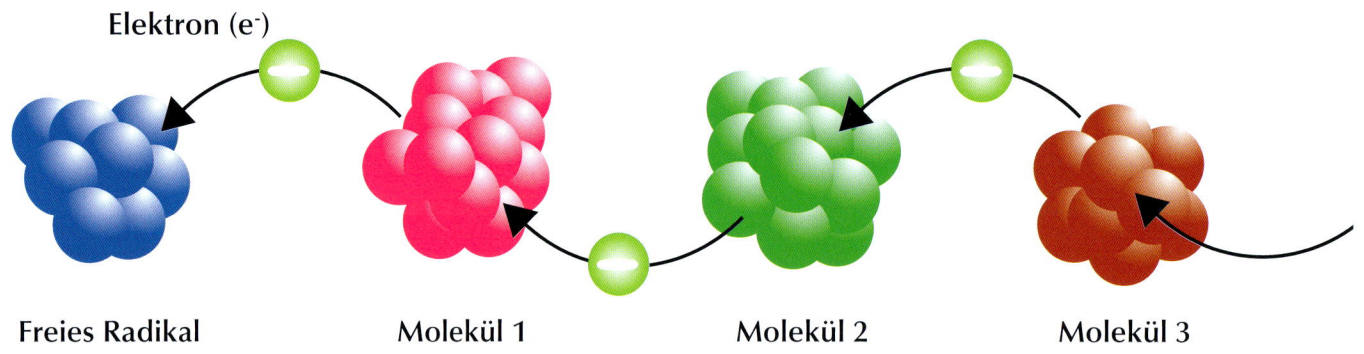

Elektron (e$^-$)

Freies Radikal   **Molekül 1**   **Molekül 2**   **Molekül 3**

Abb. 26: Kettenreaktion der Oxidation

Aktiver Wasserstoff

Der »Partner« des Sauerstoffs im Wassermolekül ist im Körper sein »Gegenspieler«: Der Wasserstoff.

So wie in der Technik die Brennstoffzelle die sauberste Energiequelle ist, so ist auch Wasserstoff ein besonders reiner und effektiver »Brennstoff«, vor allem wenn er elektrisch geladen ist.

In der Natur kommt Wasserstoff in der Regel als Wasserstoffgas H_2 vor, also als zwei Protonen, die sich zwei Elektro-

nen auf der innersten Elektronenschale teilen. In einer Umgebung mit einer starken negativen elektrischen Ladung, also einem hohen Elektronenüberschuss, kann sich das Wasserstoffmolekül H_2 teilen und jedes Proton zwei Elektronen an sich binden, so dass die innerste Elektronenhülle um das Proton wieder gefüllt und das Proton als sog. »Aktiver Wasserstoff« negativ geladen ist:

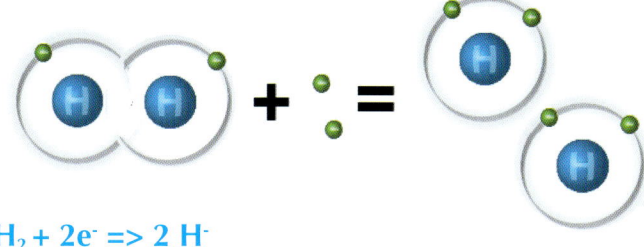

$H_2 + 2e^- => 2 H^-$

Der ungarische Medizin-Nobelpreisträger (1937) *Albert Szent-Györgyi* erkannte die Bedeutung des Wasserstoffs, insbesondere in seiner aktiven Form, für den Menschen:

Als kleinstes aller Elemente ist er so winzig, dass er in alle Zellen eindringen und auch die Blut-Hirn-Schranke überwinden kann. Aktiver Wasserstoff ist sehr reaktionsfreudig: er kann sich an jedes Molekül »anheften« und diesem dabei ein Elektron »schenken« – so wirkt er als extrem starkes Antioxidant, bei dem kein oxidierter »Rest« übrigbleibt. So kann er auch »verbrauchte« Antioxidantien wie beispielsweise Vitamin C wieder »aufladen«. Wenn sich aktiver Wasserstoff an Moleküle im Körper anlagert, kann er dort gespeichert werden und bildet so eine »stille Reserve«, die schnell wieder aktiviert werden kann.

Redoxreaktionen in Natur und Technik

Nach der **Verbrennung** ist die bekannteste Redoxreaktion in der Technik sicher das **Rosten.** Während eine Verbrennung eine plötzliche Oxidation meist organischer Stoffe mit Sauerstoff ist, ist Rost eine vergleichsweise langsame Reaktion. Durch Sauerstoff oder Säuren werden dem Metall Elektronen entzogen, so dass der Zusammenhalt der einzelnen Eisenatome aufgebrochen wird und sich Wasser einlagern kann. Neben dem Schutz vor Wasser und Säuren ist eine sog. **Opferanode** eine gängige und auch sehr sichere Methode, Eisen oder Stahl vor Rost zu schützen. Dies wird insbesondere bei Schiffen angewendet, die im agressiven Salzwasser fahren: Ein Stück Nichteisenmetall, meist aus Zink, wird an den Schiffsrumpf angeschraubt, so dass eine Spannung zwischen dem Eisen und dem Zink entsteht, sich der Zinkblock langsam im Wasser auflöst und dabei Elektronen vom Zink in das Eisen fließen. Dadurch hat der Eisenrumpf des Schiffes immer einen Elektronenüberschuss und kann nicht verrosten.

Eine sehr starke Redoxreaktion finden wie beispielsweise bei sog. **Thermit**, einer Mischung aus Eisen- und Aluminiumpulver. Durch die entstehenden Spannungen zwischen den beiden Metallen kann dieses Pulver entzündet werden und brennt mit weit über 2.000°C, es wird z.B. zum Schweißen von Eisenbahnschwellen verwendet, da es Eisen schnell verflüssigt.

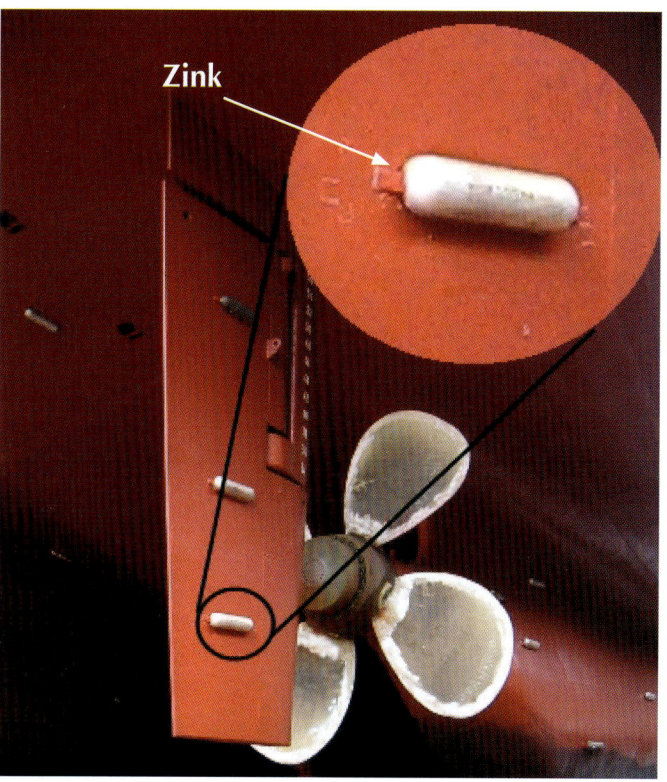

Zink

Abb. 27: Neue Opferanoden an einem Schiffsrumpf in der Werf

Redoxwerte unserer Nahrungsmittel

Jeder Stoff hat gegenüber einem anderen Stoff ein elektrisches Potential, d.h. einen Unterschied in der elektrischen Ladung, das Redoxpotential.

Messtechnisch wird dieses Redoxpotential i.d.R. gegenüber der sog. Standard-Wasserstoff-Elektrode bestimmt, die als »Nullwert« gilt. Ein Redoxpotential, wie es in mV (milliVolt) gemessen wird, ist also nie ein absoluter Wert, sondern immer der Unterschied zu einem anderen Stoff bzw. – wenn es nicht anders vermerkt ist – immer zu der Standard-Wasserstoff-Elektrode.

Die Messung verschiedener Nahrungsmittel ergibt folgendes Ergebnis:

Nahrungsmittel	Redoxpotential
Essigsäure 5%	+ 400 mV (±15)
koffeinhaltige Limonade	+ 300 mV (±25)
Leitungswasser	+150 mV bis +300 mV
Apfelsaft	+112 mV (±15)
Bier	+74 mV (±15)
Kaffee	+70 mV (±15)
schwarzer Tee	+ 65 mV (±15)
Rotwein	+50 mV (±15)
Tomatensaft	+36 mV (±15)
grüner Tee (Bio)	+30 mV (±15)
Vitamin C-Lösung	+30 mV bis -30 mV
Vitamin C+Eisen-Lösung	+30 mV bis -70 mV
basisches Aktivwasser	-20 mV bis -400 mV

(Messungen: Dr. Dina Aschbach)

Kapitel 4

Oxidativer Stress – der Energieräuber

Jedes Lebewesen benötigt Energie zum Leben. Die Pflanzen schöpfen ihre Energie aus dem Sonnenlicht und erzeugen chemische Energie, die die Grundlage für die Erzeugung elektrischer Energie ist, die tierisches und menschliches Leben ermöglicht. Die Einflüsse der Zivilisation bewirken nun, dass Menschen und Tieren Energie »gestohlen« wird, indem die elektrische Energie durch Oxidation vernichtet wird: Der sogenannte »oxidative Stress« entsteht.

Bildung und Wirkung von sekundären freien Radikalen

Unter dem Oberbegriff »oxidativer Stress« wird eine meist zivilisationsbedingte Belastung verstanden, die allgemein als gesundheitsschädlich bekannt ist.

Diese Belastung entsteht durch die sekundären freien Radikale, also Oxidationsmittel auf der Basis von Sauerstoff, die vom Körper nicht zur Abwehr von Bakterien, Viren oder zur Zerlegung verbrauchter Zellen benötigt werden.

Es gibt verschiedene Formen von freien Radikalen, von denen hier die wichtigsten dargestellt werden:

- **Das Hyperoxid-Anion oder Superoxid $O_2^- \bullet$** entsteht im Organismus z.B. bei falscher Atmung und ist das häufigste Radikal im Menschen. Es ist sehr reaktiv und kann so auch Zellstrukturen schädigen. Das Superoxid wird vor allem durch ein Enzym namens **Superoxid-Dismutase** abgebaut, das das Radikal mit Hilfe von Wasserstoff zu **Wasserstoffperoxid H_2O_2** abbaut – der weitere Abbau zu Wasser und Sauerstoff geschieht durch ein weiteres Enzym namens **Katalase.**

- **Das Hydroxyl-Radikal $HO \bullet$** ist das häufigste Radikal in der Atmosphäre und wie ein OH^- - Ion aufgebaut, nur dass ein Elektron fehlt. Es entsteht in der Atmosphäre aus Ozon O_3 und Wasserdampf unter der Einwirkung von UV-Strahlen. Im Körper entstehen Variationen des Hydroxyl-Radikals z.B. durch ionisierende Strahlung, indem aus OH^--Verbind-ungen Elektronen »herausgeschossen« werden, so entsteht z.B. das Perhydroxyl-Radikal **$HOO \bullet$**

- **das Peroxyl-Radikal $ROO \bullet$** (R ist ein »Rest«, also ein organisches Molekül) bzw. aus Fetten das **Alkoxyl-Radikal $RO \bullet$**

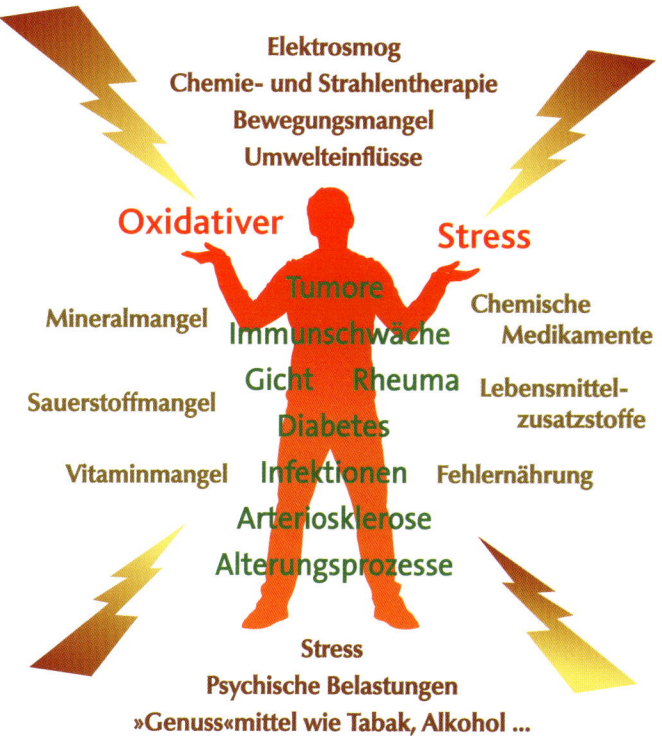

Abb. 28: oxidativer Stress – Ursachen und Wirkungen

Weitere Moleküle, die nicht direkt freie Radikale sind, aber ähnlich wirken, sind:

- **H₂O₂ Wasserstoffperoxid**, ein sehr starkes Oxidationsmittel, das u.a. bei der Verstoffwechselung von Zuckermolekülen entsteht.

- **ROOH Hydroperoxid**, ein ebenfalls sehr starkes Oxidationsmittel, das bei der Veränderung organischer Moleküle – z.B. von Fetten – beispielsweise durch ionisierende Strahlung entsteht.

- **O₃ Ozon**, ein Gas das in der Luft durch Luftverschmutzung entsteht und eine stark oxidierende Wirkung auf den Organismus besitzt. Es spaltet sich in Sauerstoff O₂ und einen sog.

- »**Singulett-Sauerstoff**« O, der wiederum sehr agressiv ist und andere Moleküle oxidierten will.

Diese sekundären freien Radikale bilden sich einerseits endogen in den Zelle bei der Verbrennung bzw. Oxidation von Zucker und Fetten in den Mitochondrien. Je besser diese Verbrennung abläuft, desto weniger freie Radikale entstehen. Eine gute und vollständige Oxidation findet statt, wenn ein ausgewogenes Verhältnis von Sauerstoff und Zucker vorhanden ist und die Oxidation ungestört ablaufen kann. Störfaktoren sind beispielsweise eine übersäuerte Zelle, die den Sauerstofftransport behindert, oder auch chemische Stoffe, die die Oxidation behindern.

Andererseits können auch exogen, durch Einflüsse von Aussen, freie Radikale gebildet werden, vor allem durch ionisierende oder radioaktive Strahlung, durch oxidierende Stoffe wie z.B. Zigarettenrauch und andere Schadstoffe.

Freie Radikale greifen besonderes gerne Proteine und andere eiweiß- und fetthaltige Moleküle im Körper an und oxidieren sie, da diese Moleküle oft sehr komplex sind und leicht Elektronen abgeben können. So ist auch die DNS (Desoxyribonukleinsäure, Erbgut) ein leichtes Opfer, ebenso die Proteine in den Membranen der Körperzellen, Enzyme und andere, für das Leben wichtige Moleküle. Diese veränderten Fette und Proteine ändern auch ihre Eigenschaften und können so sogar schädigend wirken. Wenn sie irreparabel geschädigt sind, müssen sie vom Körper ausgeschieden oder abgelagert werden, wo sie Krankheiten wie z.B. Arteriosklerose hervorrufen können.

Durch die Schädigung von Proteinen und Fetten sind Freie Radikale Auslöser verschiedenster Beschwerden und Krankheiten, insbesondere im Kombination mit einer Übersäuerung, denn ähnlich wie Rost durch Säuren noch verstärkt wird, werden durch oxidativen Stress geschwächte Proteine von Säuren besonders schnell angegriffen und zerstört bzw. denaturiert. Freie Radikale können so als »Wegbereiter« gelten für die meisten Zivilisationserkrankungen - im Gegenteil dazu sind ausreichend Antioxidantien die beste Vorsorge gegen Krankheiten und die Voraussetzung für ein funktionierendes Immunsystem.

Elektronen sind flüchtig

Wichtig ist, dass Menschen und Säugetiere freie Elektronen nicht speichern können. Antioxidantien bzw. freie Elektronen zur Neutralisierung von freien Radikalen müssen also kontinuierlich entstehen bzw. zugeführt werden, um oxidativen Stress zu verhindern. Eine Überdosierung hat zwar keine schädigende Wirkung, ist aber nicht sinnvoll, da überschüssige Elektronen schnell »entladen« sind, d.h. einfach verschwinden, vergleichbar mit einer Entladung einer Batterie.

Im Gegensatz zu Menschen und Säugetieren können Pflanzen Antioxidantien bzw. Elektronen speichern, die sie aus den Photonen aus dem Sonnenlicht aufnehmen.

Diese Speicherung findet vor allem in der Frucht bzw. dem Samen der Pflanze statt, da die Antioxidantien den heranwachsenden Keim vor Oxidation schützen sollen. Aber auch diese Speicherung ist zeitlich begrenzt. Sobald eine Pflanze abstirbt bzw. die Frucht bzw. der Samen gepflückt wird oder abfällt, beginnt eine schleichende »Entladung«. Wenn alle freien Elektronen entladen sind, können Fäulnisbakterien und andere die Frucht »angreifen«, der Fäulnis- und Verrottungsprozess setzt ein. Hier wird auch der Unterschied zwischen Tieren und Pflanzen deutlich: Fleisch beginnt unkonserviert und ungekühlt innerhalb weniger Stunden zu faulen und zu zerfallen, während ein biologisch angebauter Apfel auch ohne schützende Wachsschicht noch nach mehreren Monaten »knackig« oder doch zumindest intakt ist.

Auch die Anbauweise von Obst und Gemüse beeinflusst den Gehalt an Antioxidantien: mit Dünger, Herbiziden und Pestiziden behandelte Äpfel haben wesentlich weniger Antioxidantien bzw. verlieren diese schneller, so dass sie schneller faulen und deshalb mit Antifäulnismitteln behandelt werden müssen, während biologisch angebauter Äpfel, die mit der Zeit eintrocknen und schrumplig werden, immer noch genießbar sind und einem auskeimenden Apfelkern eine gute Düngung bzw. Wachstumsumgebung bieten.

Antioxidantien und Alterung

An dem Beispiel des Apfels wird ersichtlich, dass Antioxidantien einen Einfluss auf den Alterungsprozess bei Pflanzen haben.

Bei Säugetieren ist die genaue biologische Ursache des Alterungsprozesses ist in der Wissenschaft noch umstritten. Vieles deutet darauf hin, dass das Altern vor allem durch die Teilungsfähigkeit der Körperzellen bestimmt wird. Im Gegensatz zu den Stammzellen, die sich unbegrenzt Teilen können, teilen sich »Funktionszellen« ca. 70 mal, dann sterben sie ab.

Eine Erklärung für dieses Phänomen ist die Telomer-Theorie, die besagt, dass die Endabschnitte der Chomosomen in der Zelle, die sog. **Telomere**, bei jeder Zellteilung kürzer werden – wie eine Eidechse den Schwanz abwirft, verliert jedes Chromosom also bei einer Zellteilung ein kleines Endstück. Später wurde festgestellt, dass freie Radikale und der dadurch ausgelöste oxidative Stress die Verkürzung der Telomere beschleunigen. Wenn wir also unser biologisch mögliches Alter erreichen wollen, müssen wir dafür sorgen, dass die Telomere nicht durch freie Radikale vorzeitig verkürzt werden.

Antioxidantien gegen oxidativen Stress

Das Redoxpotential, also der Überschuss bzw. Mangel an freien Elektronen in unserem Körper, ist schwer messbar, da Elektronen zwar formal immer einem Molekül »zugeordnet« werden, in Wirklichkeit aber nur eine »Aufenthaltswahrscheinlichkeit« haben, d.h. in Abhängigkeit von den umgebenden Molekülen befinden sich mehr oder weniger Elektronen in einem bestimmten Raum, und in diesem Raum auch in unterschiedlichen Konzentrationen. Wird nun eine Messung im lebenden Gewebe vorgenommen, wird dieses gestört und die Elektronen »verschieben« sich, d.h. die Messwerte werden beeinflusst.

Relativ am einfachsten ist noch die Messung im Blut, bei der festgestellt werden kann, dass das Redoxpotential bei arteriellem Blut ca. -57 mV beträgt, bei venösem Blut ca. -7 mV – also im leicht negativen Bereich, d.h. mit einem mehr oder weniger hohen Überschuss an Elektronen. Das Redoxpotential im Gewebe und in Organen bewegt sich ebenfalls in diesem Bereich. Alle Nahrungsmittel und Getränke mit einem höheren Redoxpotential »stehlen« nun Elektronen aus dem Gewebe, vermindern seine Energie und machen es anfällig für freie Radikale – dies sind fast alle Nahrungsmittel und Getränke, die auf dem Markt verfügbar sind.

Die »Gegenspieler« der freien Radikale sind die Antioxidantien, Stoffe bzw. Moleküle, die Elektronenspender sind, also überschüssige Elektronen haben und mit diesen freie Radikale neutralisieren können.

Das bekannteste Antioxidant ist Vitamin C – eine Vitamin C-Eisen-Lösung hat ein Redoxpotential von -20 mV. (Alle Messungen von *Dr. Dina Aschbach*). Weitere wichtige Antioxdantien sind Vitamin E, Glutathion, Coenzym Q10, Magnesium, Zink etc..

Antioxidantien sind also das wichtigste Mittel, die andauernden »Attacken« der freien Radikale abzufangen und so Zellschädigung und damit auch Erkrankungen zu verhindern.

Elektrosmog – nicht nur ein Elektronenräuber

Die zunehmende, dauerhafte und oftmals ununterbrochene, pausenlose Präsenz von elektromagnetischer Strahlung (Mikrowellenstrahlung, Elektrosmog) hat tiefgreifende Auswirkungen auf das Elektronengefüge nicht nur in unserem Körper, sondern auch in der Natur, in Pflanzen und Tieren.

Strahlungen von Handy, WLAN und Co. sind sehr starke Räuber von Elektronen und damit eine hauptsächliche biologische Ursache von »zivilisationsbedingten« Freien Radikalen und oxidativem Stress, auf den alle Lebewesen reagieren.

In unserem Körper entfaltet Mikrowellenstrahlung – verstärkt in Verbindung mit Belastungen durch Schwermetalle wie Blei oder Quecksilber (vor allem aus Amalgamfüllungen) – eine besonders intensive Wirkung. Die Schwermetallatome, die sich besonders gerne in Organen und im Gehirn ablagern, sind wie kleine Antennen, die die Mikrowellensignale aufnehmen und verstärken. Aber auch die Wassermoleküle selbst sind gute Antennen, die sich durch Schwingungen von außen anregen lassen.

Mikrowellenstrahlung erhöht die Freien Radikale in unserem Körper sowohl direkt, d.h. durch »herausschießen« von Elektronen aus den Molekülen, als auch indirekt. Eine indirekte Wirkung der Erhöhung der Freien Radikale im Körper durch Mikrowellenstrahlung ist beispielsweise, dass sie die Bildung des Hormons **Melatonin** in der Zirbeldrüse – einer Drüse im Zentrum unseres Gehirns – behindern. Melatonin sorgt nicht nur für guten Schlaf, sondern ist auch ein starkes Antioxidant, ein Radikalenfänger, so dass sein Mangel die Freien Radikale im Körper erhöht. Dies ist auch ein Grund, warum Elektrosmog die Ursache von massiven Schlafstörungen ist und WLAN, schnurlose und Mobiltelefone über Nacht ausgeschaltet und der Schlafplatz gegen Strahlung von aussen abgeschirmt werden sollte.

Die Anregung der Wassermoleküle durch Mikrowellenstrahlung geschieht natürlich nicht nur in unserem Körper, sondern auch in der Natur und insbesondere in der Atmosphäre, wo die Wassermoleküle als Wasserdampf und Luftfeuchtigkeit allgegenwärtig sind. Wir können in einem

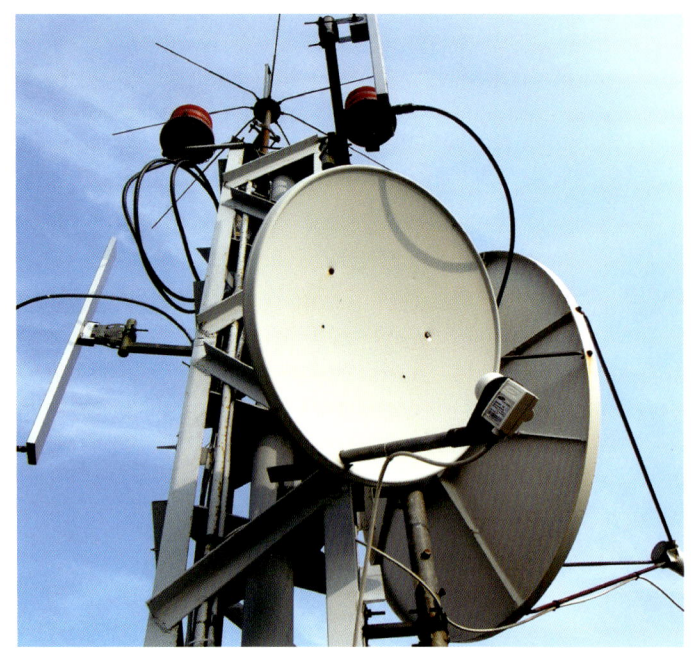

Abb. 29: Schema der Dissoziation des Wassers

Mikrowellenofen Wasser erhitzen und zum kochen bringen, weil durch die Mikrowellenstrahlung die Schwingungsbewegung der Wassermoleküle ebenso so stark angeregt wird wie durch die Zufuhr von Wärme. Der gleiche Prozess findet natürlich auch in der Atmosphäre statt: Durch die allgegenwärtige Mikrowellenstrahlung schwingen alle Wassermoleküle in der Luft in erhöhtem Tempo. Dadurch wird die Bildung von Wasserclustern und Tropfen erschwert, die Wassermoleküle steigen in immer höhere Schichten der Atmosphäre auf. In den letzten Jahrzehnten hat der Wasserdampfgehalt der oberen Atmosphärenschichten signifikant zugenommen – in der Stratosphäre, der besonders empfindlichen Schicht zwischen 15 und 50 km Höhe, betrug die Zunahme in den letzten 50 Jahren mehr als 75 %. Gemessen wurde der Wasserdampfgehalt u.a. von Linienflugzeugen, die mit empfindlichen Messgeräten ausgestattet wurden. Wasserdampf ist so ein mindestens ebenso gefährliches »Klimagas« wie das vielgescholtene CO_2, da auch Wasserdampf die Sonneneinstrahlung und Wärmeabstrahlung der Erde beeinflusst – nur kann auf Wasserdampf keine »Abgabe« erhoben werden wie auf CO_2.

Kapitel 5

Sauer und alkalisch (basisch) – der pH-Wert

Der Gegensatz von Sauer und Basisch ist der zweite zentrale Reaktionsmechanismus, der durch die Spannung zwischen zwei Polen das Leben aufrecht erhält und Reaktionen der Stoffe in unserem Körper ermöglicht. Per Definition haben Säuren einen pH-Wert zwischen pH 0 (sehr stark sauer) und pH 6,9, Basen zwischen pH 14 (sehr stark basisch) und pH 7,1 - pH 7 ist neutral.

**»Alle Stoffe, die Protonen abgeben können, bezeichnet man als Säuren.
Alle Stoffe, die Protonen aufnehmen können, bezeichnet man als Basen. «**

Wie innen, so außen

»Ich bin sauer« sagt jemand, der sich über etwas ärgert. Wer sich schon einmal richtig geärgert hat, dem ist bekannt, dass der Körper reagiert: Die Atmung geht schneller, der Puls geht hoch, die Muskeln werden angespannt – die »Stimmung« überträgt sich auf den Körper und beeinflusst die physischen Körperfunktionen und -zustände.

Die Reaktionen des Körpers auf Stimmungen

Ihre Stimmung ist	☹ sauer/ärgerlich	☺ in der Balance
Atmung	schnell	ruhig
Blutdruck	hoch	normal
Puls	erhöht	ausgeglichen
Herzraten	variabel	starr
Nervensystem	unruhig	ausgeglichen
Muskulatur	verspannt	entspannt
Blutzucker	erhöht und schwankend	gleichmäßig

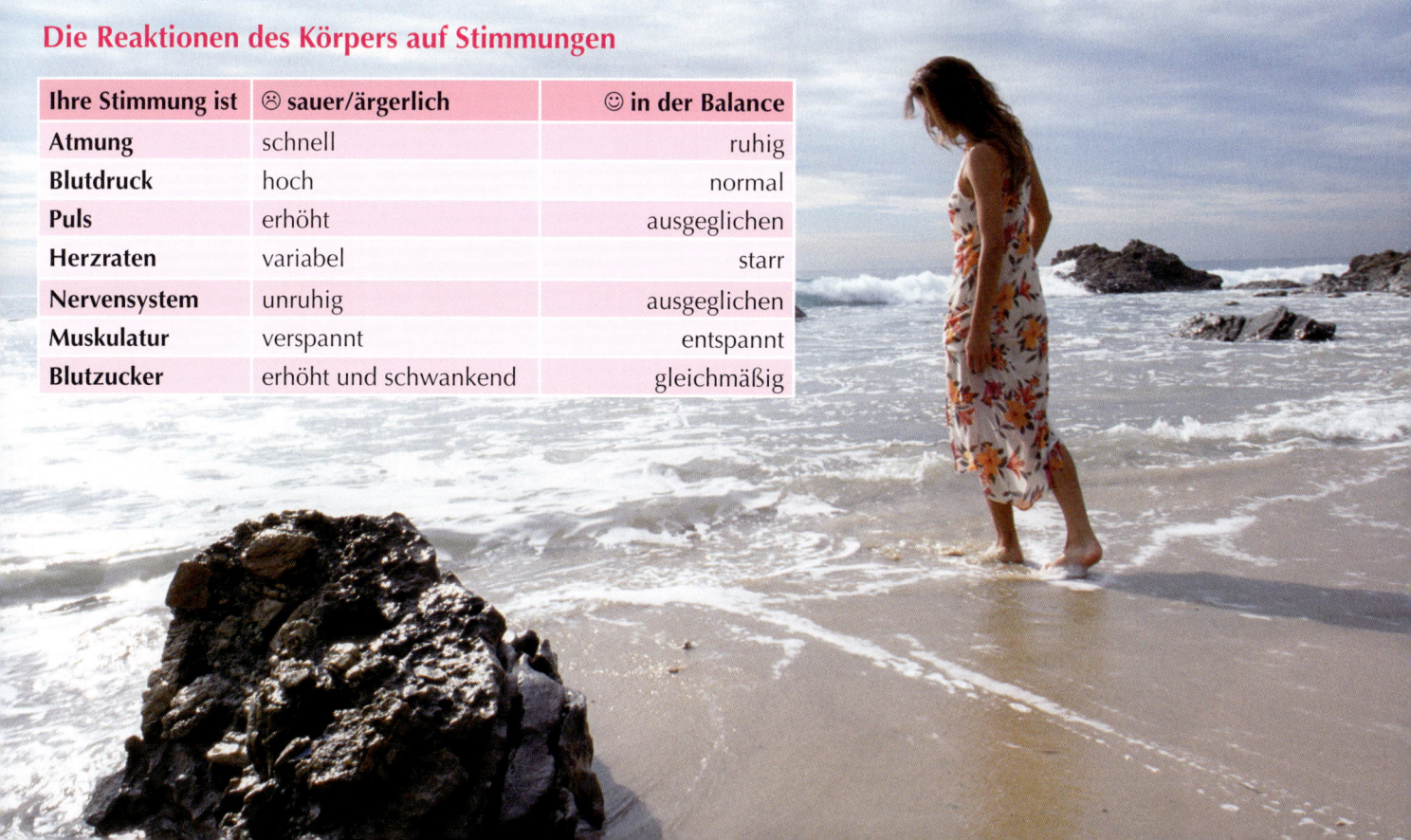

Entstehung von Säuren und Basen

In reinem Wasser wird durch die Reaktion von Wassermolekülen H_2O untereinander jedes 10.000.000te (10^7te) H_2O-Molekül in H^+ und OH^- gespalten. Dies nennt sich die **Dissoziation** (Aufspaltung) des Wassers.

Diesen Wert kann man beeinflussen, indem man entweder Säuren dazu gibt und die Konzentration an H_3O^+-Ionen bzw. der H^+-Ionen erhöht (z.B. auf 10^{-3} mol/l), oder aber indem man Basen dazu gibt und die Konzentration an H^+-Ionen senkt (z.B. auf 10^{-9} mol/l). In der Chemie kennzeichnet man die Wasserstoffionenkonzentration mit dem pH-Wert. **Der pH-Wert ist der negative dekadische Logarithmus der Wasserstoffionenkonzentration:**

$$pH = 1/\log[H^+] = -\log[H^+]$$

Da die Konzentrationsangaben logarithmisch erfolgen, bedeutet z.B. der Sprung von pH 3 auf pH 2 eine Verzehnfachung der Säurekonzentration.

Säuren haben eine hohe Konzentration an H^+-Ionen (Wasserstoff-Ionen, denen ein Elektron fehlt) und wirken oxidierend. Sie lassen z.B. Metall rosten.

Basische Stoffe dagegen haben einen hohen Anteil an OH^--Ionen (Hydroxyl-Ionen), die mindestens ein überschüssiges Elektron haben, und wirken reduzierend. Basische Stoffe sind deshalb gleichzeitig Antioxidantien, d.h. sie wirken der Oxidation entgegen.

Der pH-Wert kann sehr einfach annäherungsweise durch Indikatoren gemessen werden. Dies sind Chemikalien, die sich bei einer Veränderung des pH-Wertes entsprechend verfärben.

Bekannte Indikatoren sind z.B. Lackmus (sauer: rot, basisch: violett) und Thymolblau (stark sauer: rot, sauer bis neutral: gelb, basisch: blau). Mischungen verschiedener Indikatoren können durch eine allmähliche Farbveränderung von rot über gelb, grün, blau bis violett den gesamten pH-Bereich abdecken. Rotkohlsaft ist z.B. ein natürlicher Indikator, der im leicht sauren Bereich rot ist, im basischen blau und bei noch höheren pH-Werten grün und gelb wird. Genauer sind elektronische Messgeräte.

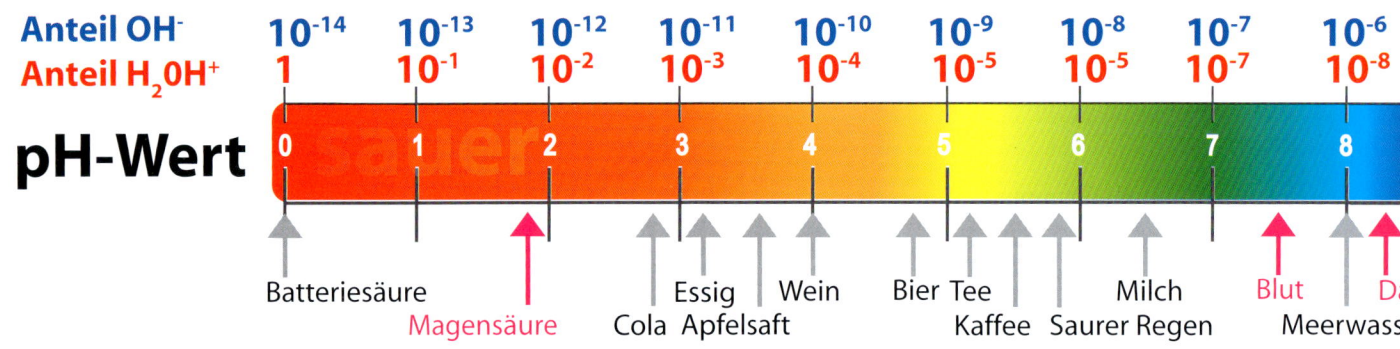

Anteil OH^-	10^{-14}	10^{-13}	10^{-12}	10^{-11}	10^{-10}	10^{-9}	10^{-8}	10^{-7}	10^{-6}
Anteil H_2O H^+	1	10^{-1}	10^{-2}	10^{-3}	10^{-4}	10^{-5}	10^{-5}	10^{-7}	10^{-8}
pH-Wert	0	1	2	3	4	5	6	7	8

Batteriesäure
Magensäure
Cola Apfelsaft
Essig
Wein
Bier Tee
Kaffee
Milch
Saurer Regen
Blut
Meerwasse...
Da...

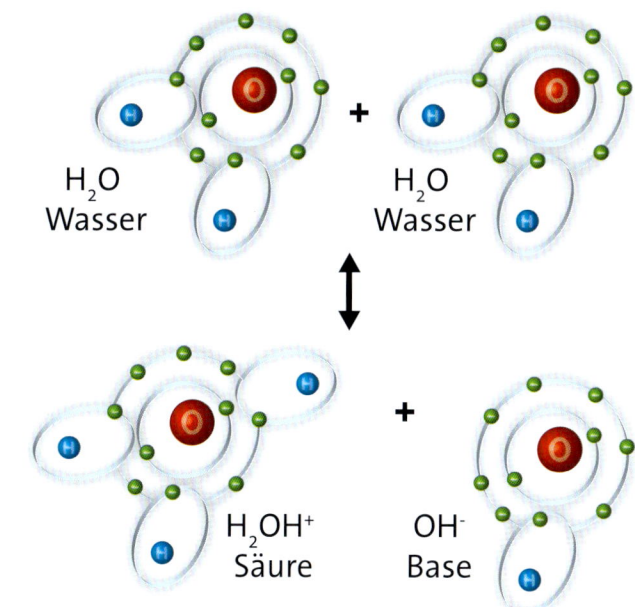

H₂O
Wasser

+

H₂O
Wasser

H₂OH⁺
Säure

+

OH⁻
Base

Abb. 31: Schema der Dissoziation des Wassers

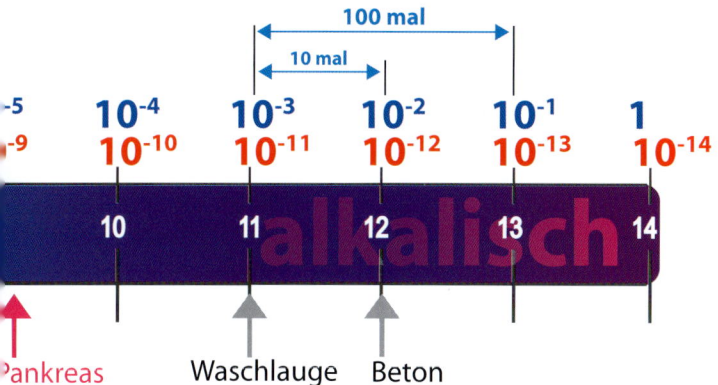

alkalisch

10   11   12   13   14

Pankreas   Waschlauge   Beton

Abb. 30: Der pH-Wert

Sauer wirkt nicht immer sauer

Wie sauer oder wie basisch ein Stoff im Körper wirkt, ist ziemlich unabhängig von seinem Geschmack. Viele extrem saure Getränke wie z.B. Zitronensaft bestehen aus organischen Säuren, die durch die Verbrennung in den Körperzellen zu Kohlenstoffdioxid reagieren und über die Lunge ausgeschieden werden. Dieser Weg der Entsäuerung ist bei den meisten Menschen noch relativ intakt, der menschliche Körper ist darauf ausgelegt, große Mengen an Kohlenstoffdioxid auszuscheiden, und so verursachen organische Säuren relativ wenig Probleme.

Die Wirkung von Stoffen im Körper ist deshalb vor allem abhängig von den Elementen, die im Körper nicht zu Kohlenstoffdioxid verstoffwechselt und durch die Lunge ausgeschieden werden oder den Körper sonst wie als Gas verlassen. Dies sind in erster Linie die Mineralien, die auch als Asche übrig bleiben würden wenn die Nahrung verbrannt wird.

So enthalten Gemüse und Obst einen Überschuss an basischen Mineralien (Kalium, Magnesium, Calcium etc.) und wirken im Körper basisch. Fleisch z.B. enthält einen Überschuss an sauren Mineralien (Phosphor, Schwefel etc.) und wirkt so sauer.

Besonders problematisch sind in der Natur nicht vorkommende saure Stoffe, für die der Körper keine Ausscheidungsmechanismen entwickelt hat, wie z.B. die in Cola-Getränken enthaltene Orthophosphorsäure, eine in der Natur nicht vorkommende modifizierte Form der Phosphorsäure. Sie kann vom Körper nur sehr schwer ausgeschieden werden und muss deshalb konzentriert, mit körpereigenen Basen gebunden, verfestigt und irgendwo im Körper abgelagert werden. Aber auch alle anderen synthetischen Stoffe, die z.B. als E-xxx Stoffe industriell hergestellten Nahrungsmitteln beigemischt, als Spuren aus Plastikbehältern – z.B. PET Flaschen – oder beschichteten Gefäßen – z.B. Teflonpfannen – gelöst oder durch verschmutze Nahrung oder Wasser aufgenommen werden, sind für den Körper sehr schwer auszuscheiden.

Kapitel 6

Volkskrankheit Übersäuerung

Der Säure-Basen-Haushalt bestimmt maßgeblich die körperchemische Grundregulation des Menschen. Gewissenhaft regelt er Atmung, Kreislauf, Verdauung, Ausscheidung, Abwehrkraft, Hormonhaushalt usw.

Unser Körper verfügt über rund hundert Billionen Körperzellen. In jeder dieser Zellen entsteht in jeweils hunderten Mitochondrien (Zellkörpern) bei der Oxidation kontinuierlich Energie, Kohlenstoffdioxid CO_2, Wasser und saure »Asche« bzw. »Schlacke«. Kohlenstoffdioxid bildet im Wasser Kohlensäure und wird so zur Lunge transportiert und ausgeschieden. Durch den Zellstoffwechsel entsteht andauernd Harnsäure, die durch die Nieren ausgeschieden werden kann. So sind alle Energie gewinnenden Prozesse im Organismus säurebildend.

Weitere Säuren werden durch saure Mineralien in den Nahrungsmitteln gebildet. Je nach den in der Nahrung enthaltenen Mineralien entsteht die entsprechende Säure, z.B. Phosphor- und Schwefelsäure aus Fleisch, sehr schwer abbaubare Phosphorsäure aus dem Orthophosophat in Cola-Getränken etc.

Zusätzlich entstehen durch Fäulnisprozesse im Darm weitere Säuren: Schwefelwasserstoff, Ammoniak, Histamine, Indole, Phenole und Skatole werden als Ursache für Hauterkrankungen, allergische Reaktionen und Leberschäden angesehen. Indole sind sogar als krebserregend eingestuft.

Als »normal« wird heute ein **Blutserum** bezeichnet mit einem pH-Wert um **pH 7,4 ± 0,05.** Steigt der pH-Wert über 7,45, spricht man von einer **Alkalose,** sinkt er unter pH 7,35, spricht man von einer **Azidose.**

Interessant ist, dass in alten medizinischen Büchern der durchschnittliche Blut-pH-Wert mit pH 7,3 angegeben

Puffer im Körper

Viele ausgeklügelte Mechanismen helfen, das Blutserum in seinem pH-Wert zu stabilisieren. Substanzen, die den pH-Wert stabilisieren, nennen sich Puffer. Puffer haben die Fähigkeit, Ionen an sich zu binden und aus den Lösungen zu entfernen, wenn sich dort ihre Konzentration zu stark erhöht. Auf der anderen Seite können Puffer auch Ionen freisetzen, wenn ihre Konzentration in einer Lösung zu stark sinkt. So verhindern Puffer eine zu starke Schwankung des pH-Wertes.

Dies ist eine sehr wichtige Funktion, da viele biochemische Reaktionen in lebenden Organismen einerseits Ionen frei-

wird – und dass heute bei zivilisationserkrankten Menschen (Diabetikern, Krebspatienten ...) Blutwerte weit über pH 7,5! gemessen werden – also ein mehrfaches an Basen eines früher als »durchschnittlich« eingestuften pH-Wertes von pH 7,3.

Jetzt mögen Sie denken: »Basisches Blut ist doch gut« – aber leider ist dies nicht so. Über das Blut transportiert der Körper aktiv Stoffe – eine Übermenge Basen im Blut ist eine Reaktion des Körpers auf ein übersäuertes Bindegewebe und stellt sozusagen eine »Rettungsaktion« dar, mit der der Körper auf die »Warnmeldungen« der Zellen reagiert, die bedingt durch das übersäuerte Bindegewebe weder ausreichend mit Nährstoffen und Sauerstoff versorgt noch ordnungsgemäß »entsorgt« werden.

Die für diese Rettungsaktion benötigten Basen werden aus den Basendepots des Körpers (Haare, Knochen)... entnommen – mit bekannten Folgen wie Osteoporose, Haarausfall etc..

setzen oder benötigen, andererseits aber nur in einem sehr engen pH-Bereich stattfinden können.

Die Puffer im Blut bewirken auch, dass wir z.B. nach einem Glas Cola nicht sofort tot umfallen – denn theoretisch würde ein Glas Cola mit pH 2,5 den pH-Wert von 10 Litern basischer Körperflüssigkeit mit pH 7,2 auf ca. pH 3,6 erniedrigen mit dem Ergebnis, dass das Eiweiß im Körper schlagartig gerinnen würde und wir auf der Stelle tot wären!

Die Spannweite der pH-Werte der anderen Körperflüssigkeiten reicht von pH 2,5 (Magensäure) bis pH 9 (Pankreas).

Die Übersäuerung sitzt in der Lymphe

Da die Oxidation (Verbrennung) in den Zellen immer Säuren erzeugt (auch bei basischer Ernährung entstehen durch die Stoffwechselvorgänge mehr Säuren als Basen), scheidet der Körper immer Säuren aus. Die Säuren werden aus den Zellen durch die Lymphflüssigkeit nach außen transportiert und weitergegeben:

Über das Blut und die Atmung werden Kohlen- und andere gasförmige Säuren als CO_2 ausgeschieden, über die Nieren Harn- und andere flüssige Säuren als Urin und über die Haut verschiedene andere Säuren als Schweiß. Ist die Ausscheidungskapazität erschöpft, sinkt langsam der pH-Wert der Lymphe.

Wird die Lymphe sauer, verhärten die in ihr enthaltenen Eiweißstrukturen und die Lymphe wird gel-artig, dickflüssig und träge. Eine saure, gel-artige und dickflüssige Lymphe kann aber ihre Funktion als Transportmittel nicht mehr ausreichend erfüllen, unter ihrer Konsistenz leiden sowohl die Ver- als auch die Entsorgung der Zellen:

Die Zellen erhalten einerseits nicht mehr genügend Sauerstoff und Nährstoffe, andererseits können saure Schlacken aus der in den Zellen ablaufenden Verbrennung nicht mehr abtransportiert werden.

Daraus kann abgeleitet werden, dass z.B. **Bluthochdruck** dadurch entsteht, dass der Körper auf den – durch die schlechte Transportleistung der übersäuerten Lymphe hervorgerufenen – Sauerstoffmangel der Zellen reagiert. Unsere Körperregulation erhöht den Blutdruck um mehr Sauerstoff in die Lymphe zu pressen und damit die Zellen besser mit Sauerstoff zu versorgen.

Ebenso kann so die Entstehung von **Diabetes** erklärt werden: Der Körper reagiert auf den Zuckermangel in den Zellen, der entsteht, wenn der Zucker durch die saure Lymphe an dem Erreichen der Zelle gehindert wird, indem er den Blutzuckerspiegel erhöht.

Der pH-Wert der Lymphe kann näherungsweise, dafür aber sehr einfach mit dem pH-Wert des frischen Speichels gemessen werden. Der **Speichel-pH-Wert** ist aussagekräftig, wenn er nach mind. zwei Stunden ohne Nahrung und trinken gemessen wird. Er sollte um pH 7,2, also leicht basisch sein. Dass in vielen Lehrbüchern ein saurer Speichel-pH-Wert als normal angegeben wird, zeigt, dass die meisten Menschen übersäuert sind, nicht dass der saure Speichel-pH-Wert gesund ist – gesunde Zähne können nur in leicht basischer Umgebung lange gesund bleiben.

Der Speichel-pH-Wert sagt sehr viel aus über den Säure-Basen-Haushalt und verändert sich nur langsam. Bei einem Speichel-pH von 7 - 6 sind wir leicht, unter pH 6 chronisch übersäuert. Bei ernsthaften Erkrankungen – z.B. bei Krebs – finden wir einen Speichel-pH-Wert unter pH 6.

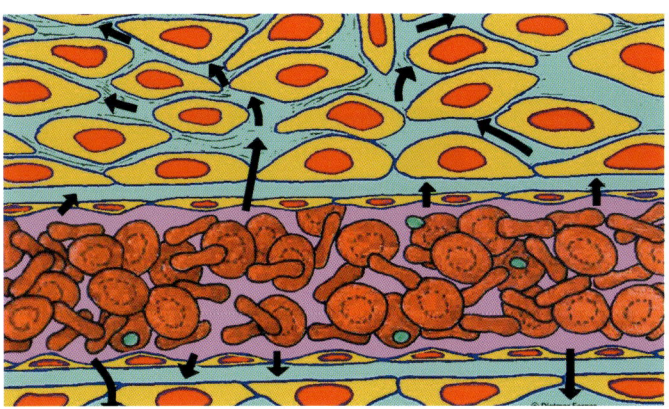 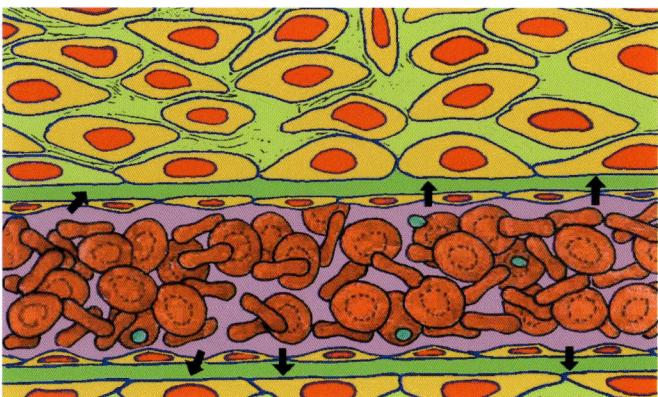

Abb. 32: Nährstoff- und Sauerstofftransport aus einer Blutkapillare in basischer (links) und saurer (rechts) Lymphe.

45

Um die Übersäuerung der Lymphe abzumildern und eine lebensbedrohende Übersäuerung des Blutes zu verhindern, greift der Körper zu einem Trick: Er konzentriert, bindet und festigt die überschüssigen Säuren mit basischen Mineralien – z.B. Kalzium aus den Knochen – und lagert diese Salze – z.B. Kalziumsulfat aus Kalzium und Schwefelsäure – ab. Sie bilden saure Schlacken z.B. als Nierensteine, rheumatische Ablagerungen an den Gelenken und im Bindegewebe, Ablagerungen an den Blutgefässen oder sie werden einfach im Bindegewebe in flüssiger Form an einer Stelle konzentriert.

Lokale Säurekonzentrationen bewirken eine lokale Gerinnung des Blutes, so dass vor allem dünne Kapillaren und periphere Organe schlechter durchblutet werden. Besonders gerne lagern sich Säuren als Fettgewebe (Fettsäuren) in der Unterhaut und zwischen den Organen ab und verhindern so eine genügende Durchblutung der angrenzenden Organe. Der Ort der Ablagerung sowie die Reihenfolge der Leerung der Basendepots scheint dabei genetisch veranlagt und vererbbar zu sein.

So werden beispielsweise in Familien mit erhöhtem Diabetesrisiko die überschüssigen Säuren in Form von sauren Salzen bzw. sauren Salzlösungen vorwiegend im Bauchraum in der Umgebung der Bauchspeicheldrüse deponiert. Dies behindert die Durchblutung und die Versorgung der Bauchspeicheldrüse und führt zu Funktionsstörungen mit den bekannten Folgen.

In Familien mit erhöhtem Herzinfarkt/Schlaganfallrisiko werden die Säure-Depots vorwiegend in den Adern, in Familien mit häufigem Auftreten von Erkrankungen des rheumatischen Formenkreises (Gicht, Arthrose, Arthritis etc.) an den Gelenken gebildet.

Auch die vererbten Geheimratsecken bzw. der vererbbare Haarausfall zeigt nur an, dass der Körper sich genetisch bedingt in dieser Familie zuerst aus den Mineralstoffdepots der Haarwurzeln bedient, bevor er die Knochen angreift.

Im Umgang mit den überschüssigen Säuren gibt es zwei Menschentypen: die einen konzentrieren Säuren sehr schnell und lagern sie ab, sie bleiben relativ schlank und fühlen sich auch nicht schlecht – von den »normalen« Wehwehchen, Beschwerden und Unpässlichkeiten einmal abgesehen – und erleiden dann trotzdem plötzlich eine schwere »Zivilisations«erkrankung wie Schlaganfall oder Herzinfarkt (der fitte 50-jährige Manager, der beim Waldlauf plötzlich nach einem Schlaganfall oder Herzinfarkt tot umfällt, ist ein nicht seltenes Beispiel). Bei ihnen kann das Auflösen der abgelagerten Säuredepots ziemlich lange dauern.

Die anderen verdünnen die überschüssigen Säuren erst einmal mit Wasser und lagern sie nur langsam ab mit dem Resultat, dass sie an Gewicht zunehmen und sich dadurch bedingt unwohl fühlen – sie sind in der Regel eher bereit, etwas für ihre Gesundheit zu tun. Das Übergewicht bei diesen Menschen ist nicht nur Fett, sondern größtenteils auch einfach eingelagertes Wasser, und eine konsequente Umstellung von Ernährungs- und Trinkverhalten hin zu basischer Ernährung und basischem Wasser kann bei ihnen sehr schnell positive Resultate auch durch eine Abnahme des Übergewichts bringen.

> Wenn wir von »Übersäuerung« reden, dann reden wir also immer von der Übersäuerung der Lymphe und des Bindegewebes, nie von der Übersäuerung der Organe, des Gehirns oder des Blutes.

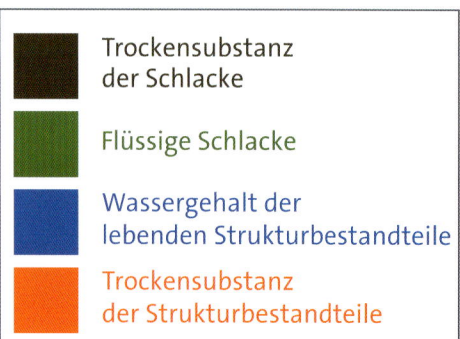

Trockensubstanz der Schlacke

Flüssige Schlacke

Wassergehalt der lebenden Strukturbestandteile

Trockensubstanz der Strukturbestandteile

Das Märchen von dem Säureschutzmantel der Haut

Herkömmliche Hautpflegemittel haben einen niedrigen pH-Wert, oft wird damit sogar geworben, dass sie den Säureschutzmantel der Haut schützen und »hautneutral« sind. Die Haut ist aber ein sehr wichtiges Organ zur Ausscheidung der sauren Schlacken. Über die Haut werden Säuren ausgeschieden, die die Nieren nicht so gut verarbeiten können.

Hier zeigt sich wieder ein »Trick« der Natur, die aus allem Schädlichen etwas Nutzbringendes macht: Die als »Abfall« anfallenden Säuren sind der Schutz der Haut gegen Bakterien und andere Mikroorganismen, die den Menschen von außen attackieren können. Dieser Schutz aus Abfall wird andauernd »nachproduziert« – wir tragen also immer eine Schicht saurer Schlacken auf uns herum, um uns für Mikroorganismen möglichst unappetitlich und unattraktiv zu machen.

Es ist deshalb vollkommen sinnlos und sogar schädlich, diesen Säureschutzmantel als etwas »schützenswertes« einzustufen. Im Gegenteil, je intensiver wir ihn entfernen, umso besser kann die Haut die Säuren ausscheiden. Eine saure Körperpflege verhindert, dass die Haut ihre Funktion als Ausscheidungsorgan wahrnehmen kann und fördert so die innere Übersäuerung.

Deshalb ist es wichtig, saure Hautpflegemittel, Duschgels, Cremes etc. zu meiden und gute basische Hautpflege zu

> Ein basisches Bad über mehrere Stunden – optimal ist eine Badezeit von 12 Stunden und länger ! - ist eine effektive Methode, tief sitzende Säureablagerungen auszuscheiden. Wegen der Kreislaufbelastung sollte dies aber nur unter medizinischer Aufsicht durchgeführt werden.

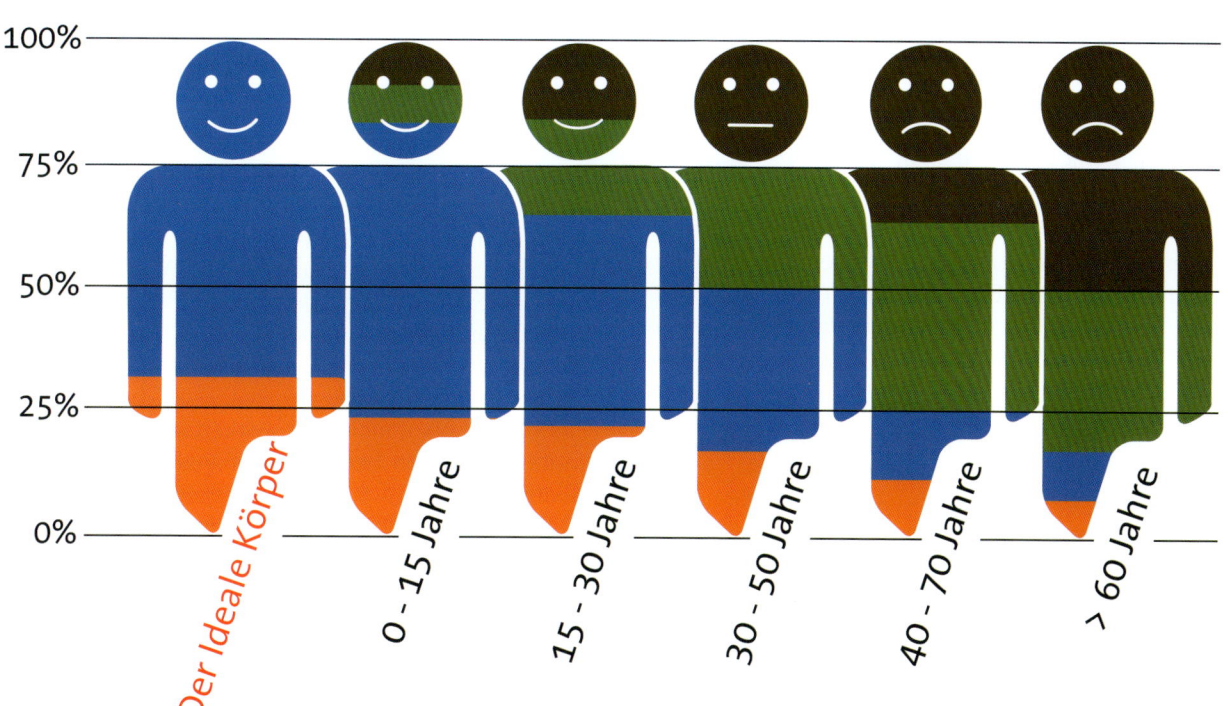

Abb. 33: Verschlackung des Körpers

Enzyme und Übersäuerung

Enzyme – früher »Fermente« genannt – sind die aktiven Akteure in unserem Körper. Über 1.000 verschiedene Enzyme sind bekannt, noch lange nicht alle sind erforscht und in ihrer Wirkungsweise bestimmt. Enzyme ermöglichen und beschleunigen biochemische Reaktionen, ohne sie würden wir nicht funktionieren. So spielen sie eine zentrale Rolle im Stoffwechsel, sowohl beim Menschen als auch bei Pflanzen, denn sowohl der Citrat-Zyklus, durch den Säugetiere Energie »produzieren«, als auch die Photosynthese der Pflanzen wird durch Enzyme ermöglicht und gesteuert. Auch unser Nervensystem, die Aufnahme von äußeren Reizen und ihre Weiterleitung an das Gehirn, funktioniert nur durch Enzyme. Ebenfalls sind sie an der Steuerung des Immunsystems beteiligt.

Enzyme – ihre Namen enden in der Regel auf der Endung »-ase« – bestehen aus unterschiedlichen Proteinen und oft aus einem »Kern«, einem Metall oder Mineral wie Eisen, Zink, Kupfer, Selen, Germanium etc. Für die Bildung von Enzymen werden also viele Spurenelemente essentiell benötigt. Da Enzyme immer bei Bedarf gebildet und dann vernichtet werden, müssen ihre Bestandteile immer neu dem Körper zugeführt werden. Insbesondere bei seltenen Stoffen wie Zink, Germanium, Molybdän, Selen und anderen ist dies ein Problem, da sie in der modernen Ernährung nicht mehr enthalten sind. Unser Körper hat sich aber in vielen Generationen darauf eingerichtet, dass diese Elemente vorhanden sind, und ist auf die Arbeit der mit ihrer Hilfe gebildeten Enzyme angewiesen.

Interessanterweise ist dieser **Mangel an Mineralstoffen** bei Tierfutter bekannt – gutes Pferdefutter enthält bis zu 20 verschiedene Mineralien und Spurenelemente, Hühnerfutter wenigsten fünf – während dem Menschen immer noch suggeriert wird, dass er durch eine »ausgewogene Ernährung« gemäß einer der diversen »Ernährungspyramiden« eine vollwertige und umfassende Versorgung mit allen für das Leben notwendigen Stoffen erhält.

In einem gesunden Boden sollten die verschiedenen Stoffe des Periodensystems der Elemente vorhanden sein – wenn auch nur in Spuren – so dass sie von den Pflanzen – ebenfalls in Spuren – aufgenommen werden können und so auch für den Menschen in der Nahrung zur Verfügung stehen. Bedingt durch den sauren Regen, der in den letzten 100 Jahren insbesondere die basischen Elemente aus den oberen Erdschichten ausgewaschen hat, und die flächendeckende Düngung mit NPK »Volldünger« (Stickstoff, Phosphor, Kalium), die die anderen Mineralien aus dem Boden verdrängt hat, finden sich seltene Elemente aber kaum noch in unseren Ackerböden und können so auch nicht mehr von den Pflanzen aufgenommen werden. Insofern besteht ein oft nicht diagnostizierbarer Mangel an seltenen Spurenelementen, der wiederum dazu führt, dass bestimmte Enzyme nicht oder zu wenig gebildet werden können und so Körperreaktionen nicht, zu langsam oder feherhaft verlaufen.

Ein weiterer Faktor, der auch Enzyme behindert, die keinen Kern aus einem Spurenelement haben, ist die Übersäuerung. Da Enzyme aus Eiweiß bestehen, sind sie säureempfindlich. In einer sauren Umgebung wird ihre Aktivität vermindert und behindert oder sie können erst gar nicht gebildet werden.

Welche Wirkung der Mangel an einem Enzym hat, spüren beispielsweise Allergiker: Das Hormon Histamin wird ausgeschüttet, wenn körperfremde Stoffe in den Körper eingedrungen sind oder Verletzungen stattgefunden haben. Es spielt eine zentrale Rolle bei der Abwehr dieser körperfremden Stoffe und ruft Juckreiz, Schmerzen und Muskelkontraktion hervor. Hat das Histamin seine Arbeit getan, wird es von mehreren Enzymen »vernichtet« und abgebaut. Diese Enzyme benötigen u.a. Molybdän und Kupfer. Findet der Abbau nicht statt, wirkt das Histamin ungehindert weiter – mit den bekannten unangenehmen Folgen einer Allergie.

Neben diesem eindrücklichen Beispiel sind Enzyme generell die »Werkzeuge« unseres Körpers. Die Makrophagen (»großen Fresser«) beispielsweise, die »Soldaten« des Immunsystems, die fremde Bakterien, Viren und Pilze, aber auch abgestorbene Zellen und Zelltrümmer und sonstigen »Abfall« im Bindegewebe in sich aufnehmen, arbeiten mit

Hilfe von spezialisierten Enzyme, die die aufgenommenen Stoffe in ihre Bestandteile zerlegen, so dass sie entweder ausgeschieden oder weiterverwendet werden können. Auch die Makrophagen werden durch eine saure Umgebung geschwächt, so dass das Immunsystem nicht mehr richtig reagieren kann.

Sauerstoff und Kohlenstoffdioxid in der Atmung

Im Allgemeinen assoziieren wir »Sauerstoff« mit Leben, Frische und Gesundheit. Richtig ist, dass Sauerstoff lebensnotwendig ist und sich unser Körper auf den 21 %igen Sauerstoffgehalt der Luft eingestellt hat. Richtig ist aber auch, dass Sauerstoff ein tödliches Oxidationsmittel ist und viele Stoffe oxidiert, so dass diese verbrennen, verrosten, ranzig werden …

In der Lunge wird Sauerstoff O_2 ins Blut aufgenommen, um von roten Blutkörperchen, den Erythrozyten, in die Kapillaren transportiert zu werden und von dort ins Bindegewebe und zu den Zellen zu diffundieren. Die Erythrozyten selbst verbrauchen dabei keinen Sauerstoff, sie erzeugen die für ihren Stoffwechsel benötigte Energie anaerob, also durch Gärungsprozesse ohne Sauerstoff.

Nachdem sie den Sauerstoff in den Kapillaren »abgegeben« haben, nehmen die Erythrozyten Kohlenstoffdioxid CO_2 auf, um es zur Lunge zur Ausatmung zu bringen. Gespeichert wird O_2 und CO_2 im **Hämoglobin**, dem roten Blutfarbstoff. Die Reaktionen des Hämoglobins sind aber abhängig vom pH-Wert: je saurer der pH-Wert der Umgebung ist, desto besser wird O_2 abgegeben und desto schwerer wird es aufgenommen, je basischer der pH-Wert der Umgebung ist, desto besser wird O_2 aufgenommen und desto schwerer wird es abgegeben.

Das Hämoglobin benötigt also einen definierten Umgebungs-pH-Wert um pH 7,3, um Sauerstoffaufnahme und -abgabe in einem ausbalancierten Verhältnis zu ermöglichen. Dieser sogenannte **Bohr-Effekt** – benannt nach dem dänischen Physiologen *Christian Bohr*, dem Vater des Physikers *Nils Bohr* – hat weitreichende Konsequenzen, wenn der Blut-pH-Wert als Reaktion auf die Übersäuerung des Bindegewebes immer höher wird: Wir messen in unserem Blut eine befriedigende bis gute Sauerstoffsättigung, trotzdem sind unsere Körperzellen mit Sauerstoff unterversorgt, da das Hämoglobin im Blut den Sauerstoff zwar gut aufnehmen, aber nur schwer wieder abgeben kann. Je höher der Blut-pH-Wert als Ausgleich der Übersäuerung des Bindegewebes wird, desto weniger O_2 erreicht die Zellen.

Eine weitere Konsequenz ist, dass das O_2-beladene Hämoglobin weniger CO_2 aufnehmen kann, da der Abtransport des CO_2 aus dem Bindegewebe behindert wird und auch die Konzentration von CO_2 im Blut sinkt. Der sinkende Gehalt an CO_2 im Blut beschleunigt wiederum das Ansteigen des pH-Wertes, da CO_2 in Flüssigkeit gelöst eine Säure gibt und den pH-Wert senken würde.

Durch gezielte Atemübungen, die die Sauerstoffzufuhr minimieren und den Kohlenstoffdioxidgehalt des Blutes steigern, kann der pH-Wert des Blutes wieder so weit gesenkt werden, dass Sauerstoff nicht nur aufgenommen, sondern auch wieder abgegeben werden kann. Atemübungen mit dieser Wirkung sind in vielen östlichen Traditionen wie dem chinesischen TaiChi, den indischen Veden etc. bekannt und beschrieben, wissenschaftlich wurden sie von dem russischen *Arzt Konstantin Buteyko* entwickelt.

Das sog. **Pneumobalance Atemtraining** ist die derzeit modernste Form dieses Trainings, mit weitreichenden positiven Effekten nicht nur bei Atemwegerkrankungen, sondern auch auf die allgemeine Leistungsfähigkeit und Gesundheit.

Diese Training geht von der Beobachtung aus, dass die »Normalatmung« des Zivilisationsmenschen eine krankhafte, stressbedingte Hyperventilation ist. Als erstes wird die Atmung mit dem Zwerchfell geübt, denn der Großteil der Menschen atmen nur mit dem Brustkorb. Dann wird geübt, die Ausatmungszeit gegen Widerstand allmählich zu verlängern. In Verlängerungsschritten von einer Sekunde pro Woche wird täglich 20 bis 30 Minuten geübt, bis eine Ausatmungszeit von 30 Sekunden und längerer erreicht ist.

Anzeichen der Übersäuerung – die Krankheitsspirale

Naturheilkundlich arbeitende Ärzte weisen in vielen Publikationen darauf hin, dass die Übersäuerung der Lymphe und des Bindegewebes zu einer Art Volkskrankheit geworden ist, weil die ordnungsgemäße Ausscheidung (über Lungen, Nieren und Haut) der in der Verdauung und sonst im Körper entstehenden Säuren bei vielen Menschen überlastet ist.

Nicht umsonst sagen wir »Ich bin sauer« wenn wir uns ärgern: Körper und Psyche des Menschen bedingen sich gegenseitig.

So zeigt sich eine Übersäuerung oft als erstes im **psychischen Bereich** und im Verhalten: Ein »saurer« Mensch ist leicht gereizt, unzufrieden, ungeduldig, aggressiv und unfreundlich. Unzufriedenheit und Agressivität rufen **Stress** hervor, der wiederum selbst ein starkes »Säuerungsmittel« ist. So kann die Auswirkung von Stress als Freie Radikale sogar im Blut gemessen werden! Dies ist der Anfang der Krankheitsspirale.

Aus dem psychischen Stress entwickelt sich schnell auch körperlicher Stress, bedingt oftmals auch durch stressbedingt schlechten Schlaf, die daraus entstehende Übermüdung und andere **Kompensationsreaktionen** wie Alkoholgenuss, Rauchen oder übermäßiges Essen als zweite Ebene der Krankheitsspirale. Aus diesen meist als »normale **Befindlichkeitsstörungen« an**gesehenen Beschwerden entwickeln sich früher oder spätere ernsthaftere Erkrankungen, die behandlungsbedürftig sind. Da die Behandlung aber meist nicht bei der Ursache, der Übersäuerung, ansetzt, sondern nur bei den Symptomen, und versucht, die Symptome mit oft wiederum säurebildenden Medikamenten zu lindern, erreicht die Krankheitsspirale schnell in die nächsten Ebenen.

> **Wichtig für Eltern und Pädagogen:** Kinder reagieren besonders schnell auf Auswirkungen der Nahrung. Ein Kind, das vor der Schule z.B. ein Schokoladenbrot gegessen hat, bekommt zuerst einen Zuckerschub, darauf Zuckermangel und ist den ganzen Vormittag übersäuert.
> Von diesem Kind Lernfähigkeit, Konzentration und Ruhe zu verlangen, ist Quälerei gegen seine Natur.

Die folgenden Erkrankungen können direkt oder indirekt auf Übersäuerung zurückgeführt werden – werden aber leider nur sehr selten ursächlich, d.h. mit einer intensiven Entsäuerung und Entgiftung – behandelt:

- Chronische Kopfschmerzen und Migräne
- Immunschwäche
- Paradontose und Karies
- Ständige Müdigkeit
- Sodbrennen und Verdauungsbeschwerden
- Rückenschmerzen und verspannte Nackenmuskulatur
- Ekzeme und Autoimmunerkrankungen der Haut wie Neurodermitis
- Asthma und Allergien
- Rheuma und Gicht
- Arteriosklerose
- Übergewicht
- Cellulitis, dicke Beine und Reiterhosen
- Depressionen

Diese Krankheiten sind Hinweise auf Zellen und Organe, die nicht mehr richtig ver- und entsorgt werden, und auf Ablagerungen, die aus der Neutralisierung überschüssiger Säuren entstanden sind, sowie auf Mechanismen und Abläufe im Körper, die nicht mehr »ordnungsgemäß« funktionieren, da sie durch die Ablagerungen oder die überhöhte Säurekonzentration behindert werden. Mangels ursächlicher Behandlung erreicht die Krankheitsspirale schnell weitere Ebenen und damit Krankheiten, die auch lebensbedrohlich werden, wie Krebs, Diabetes etc.

Homöopathisch arbeitende Ärzte führen auch die **abnehmende Wirksamkeit homöopathischer Mittel** bei Erwachsenen auf die Übersäuerung und die dadurch behinderte Reiz- und Informationsleitfähigkeit des Körpers zurück: Bei niedrigem pH-Wert fehlen dem Körper Elektronen, die Informationen weiterleiten können – die homöopathischen Wirkungen bleiben im »Sumpf« elektronenfressender Säuren stecken.

Die Ursachen der Übersäuerung

Die menschliche Säure-Ausscheidungs-Kapazität ist einer vorzivilisatorischen, elektrosmog- und abgasfreien Umgebung mit knappem, aber mineralstoff- und vitaminreichem Nahrungs- und großem Bewegungsangebot angepasst. Zusätzliche Säurebelastungen verlangen den Säure-Ausscheidungsorganen zusätzliche Leistungen ab – die Säureflut einer »zivilisierten« Lebensweise übersteigt aber ihre Auscheidungskapazität. Die Hauptursachen sind:

Das Ernährungsverhalten entspricht nicht den Anforderungen des Köpers. Wir essen i.d.R. zu viel, zu schnell, in der falschen Reihenfolge und zur falschen Tageszeit.

Der Speiseplan hat sich verändert. Fleisch und Milchprodukte sind meist wesentliche Bestandteile der Ernährung. Fleisch bildet bei der Verdauung Schwefelsäuren, Milcheiweis aus anderen Quellen als von der eigenen Mutter kann der menschliche Organismus nur sehr schwer assimilisieren.

Die Qualität des Essens hat sich verschlechtert. Konservierungsmittel und chemische Zusatzstoffe, Dünge- und Pflanzenschutzmittel sind stark säurebildend, der Gehalt an Mineralstoffen und Vitaminen ist in den letzten Jahrzehnten extrem stark gesunken.

Der Darm ist geschädigt. Bei den meisten Menschen sind die symbiotischen Bakterien der Darmflora massiv geschädigt und durch säureliebende Pilze verdrängt.

Die Körperpflege ist sauer, durch sog. »pH-neutrale« Pflegemittel mit saurem pH-Wert wird die Säureausscheidung über die Haut behindert.

Genussmittel wie Tabak, Alkohol, Süßigkeiten, Kaffee etc. sind ebenfalls starke Säurequellen.

Ionisierende Strahlung durch Elektrosmog aus Mobilfunk-, Fernseh- und Radiosendern, durch Radioaktivität und Mikrowelleneinsatz behindert die Zellfunktionen. Dies resultiert in einer schlechteren, unvollständigen Oxidation des Zuckers und damit einer höheren Säurebelastung.

Schwermetallbelastungen – z.B. aus Amalgamfüllungen – erzeugen säuernde Gifte im Körper und schaffen ein Milieu für säurebildende Bakterien.

Impfstoffe belasten schon Babys und Kleinkinder mit körperfremden Substanzen und überlasten damit die Ausscheidungsorgane, so dass Säuren nicht mehr richtig ausgeschieden werden können.

Das Sauerstoffangebot sinkt durch falsche Atmung und hauptsächlichen Aufenthalt in geschlossenen Räumen ebenso wie durch schlechte Luft in den Städten. Eingeatmete Schadstoffe bilden im Körper schwer ausscheidbare Säuren. Verminderte Lungenfunktion durch Luftschadstoffe und Rauchen behindern die CO_2 Abgabe.

Stress, negative Lebenseinstellung und psychische Belastungen sind wesentliche und meist unterschätzte Faktoren für die Übersäuerung. Positiv eingestellte Menschen mit einer hohen Toleranzschwelle, vielen Freunden und einem erfüllten, glücklichen Leben können so trotz objektiven Ernährungssünden und einem gesundheitlich nicht optimalen Lebenswandel länger von Zivilistionskrankheiten und den Folgen der Übersäuerung verschont bleiben als Gesundheitsapostel, die verängstigt und mißtrauisch zwar objektiv viel für ihre Gesundheit tun, deren Körper aber durch die ängstliche Anspannung so viel Säuren erzeugt dass ihre Bemühungen dadurch wieder zunichte gemacht werden.

Mangelnde Bewegung und Schlafmangel fördern ebenfalls die Übersäuerung.

Ein Säure-Basen-Gleichgewicht findet man heute fast nur noch bei gestillten Säuglingen von nichtrauchenden und ausgewogen lebenden Müttern.

Kapitel 7

Gesellschaftliche Folgen der Zivilisationserkrankungen

Unter dem Überbegriff »Zivilisationserkrankungen« werden Krankheiten zusammengefasst, für die die pharmazeutisch orientierte Medizin keine Erklärungs- und erst recht keine überzeugenden Heilungsmodelle bieten kann. Von Asthmamitteln bis Zytostatika wird der allergrößte Teil der Arzneimittelkosten (2008: 37,8 Mrd. € in Deutschland, das entspricht ca. 460 € pro Person und Jahr) von Medikamenten gegen Zivilisationserkrankungen verursacht.

Insgesamt betrugen die Krankheitskosten 2008 (ohne Verletzungen) in Deutschland 225 Mrd. € – ungefähr 10 % der gesamten Wertschöpfung!

Schleichend und von den Medien relativ unbeachtet steigen die Zivilisationserkrankungen stetig und scheinbar unaufhaltsam an: Krebs, Herzinfarkt und Schlaganfall befallen scheinbar gesunde Menschen aus »heiterem Himmel« und reißen sie aus ihren Lebenszusammenhängen, oft mit tödlicher Folge. Die Krebsrate liegt inzwischen bei 30 %, d.h. jeder Dritte entwickelt im Laufe seines Lebens mindestens einmal Tumore und wird dann der »Krebsmaschinerie« von Operation, Bestrahlung und Chemotherapie ausgeliefert – mit oft zweifelhaftem Erfolg und einer signifikanten Beeinträchtigung der Lebensqualität und Leistungsfähigkeit.

Diabetes, Bluthochdruck, Osteoporose, Asthma, Rheuma, Gicht, Arteriosklerose und viele andere Erkrankungen treten eher schleichend auf, beeinträchtigen aber die Lebensqualität und Leistungsbereitschaft und -fähigkeit entscheidend und machen die Betroffenen zu Dauerkunden der pharmazeutischen Industrie und der Ärzteschaft. Letztere versucht, mangels Wissen um die Ursachen der Erkrankungen, die Symptome mit Medikamenten und symptomatisch wirkenden Behandlungen zu lindern, ohne jedoch eine wirkliche Heilung zu erzielen.

Inzwischen (2009) bezeichnen sich fast 15 % der Bevölkerung als krank – 1999 waren es noch 10 % – und die Politik scheint dies gut zu heissen, indem sie sich über den steigenden Umsatz des »Gesundheitssektors« erfreut zeigt und die wachsenden Umsätze in deutschen Arztpraxen, Apotheken und Krankenhäusern als positives Wachstum bezeichnet.

Die Zunahme der Erkrankungen findet vor allem im jüngeren und mittleren Alter statt. Während 1999 »nur« 6,4 % der Kinder unter 5 Jahren krank waren, waren es 2009 schon

14,6 %, bei den 10-15 jährigen stieg die Krankheitsquote von 2,8 % (1999) auf 8,5 %. Auch bei Erwachsenen zwischen 20 und 50 Jahren – den »Leistungsträgern« der Gesellschaft – liegt die Krankheitsquote 2009 um ca. 3,5 % höher als 10 Jahre früher.

Beispielsweise ist mangelnder Knochendichte (Osteoporose) oft die Ursache von Knochenbruch bei jugendlichen Skifahrern – es werden Knochendichte-Werte gemessen, die früher nur von Senioren jenseits der 70 bekannt waren –, und die wachsende Anzahl an onkologischen Stationen für krebskranke Kinder zeigt, dass Krebs auch vor den Jüngsten nicht Halt macht – 1980 erkrankten von 1 Mio. Kindern 100 an Krebs, 2008 waren es schon 160!

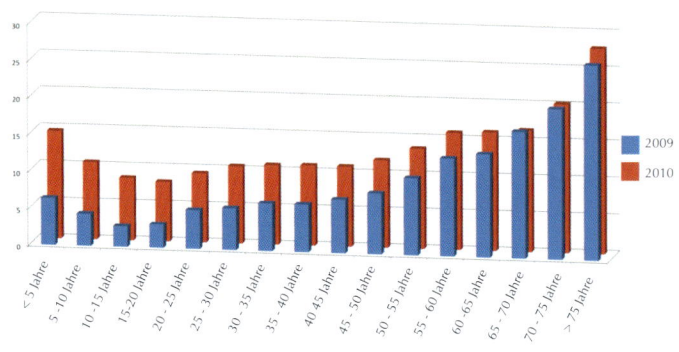

Abb. 34: Prozentualer Anteil von Kranken in Deutschland in den verschiedenen Altersgruppen 1999 und 2009 (Quelle: Statistisches Bundesamt)

Während einige Zivilisationserkrankungen vor allem durch das Verhalten bedingt sind – schlechte Ernährung, Konsum von zuckerhaltigen und säuernden Getränken wie Cola und Softdrinks, mangelnde Bewegung – gleicht es bei anderen Erkrankungen, vor allem bei Krebs, immer mehr einem »Glücksspiel« mit der Wahrscheinlichkeit von z.Zt. 70 %, nicht zu den Opfern zu gehören. So wie der böse Drache in einigen Märchen fordert Krebs seine Opfer aus unserer Mitte, ohne Ansehen von Alter, Bildungsstand und Geschlecht, jedes Jahr ca. 500.000 allein in Deutschland.

Wer jedoch genauer hinschaut, wird bei jedem Krebs»opfer« eine Ursache finden: Mikrowellenstrahlung (E-Smog) gehört sicher zu den häufigsten Ursachen, aber auch – oft unbewusster – Stress am Arbeitsplatz oder in der Familie, Belastungen durch Staub oder Chemikalien in der Luft – z.B. aus neuen Möbeln, Textilien oder Autos –, chemische oder Schwermetallbelastungen des Trinkwassers etc..

Die Kosten der wichtigsten Zivilisationserkrankungen
in Deutschland 2008, Quelle, Statistisches Bundesamt

- **Kreislauferkrankungen: 37,0 Mrd. €**
  - *davon Herzkrankheiten: 13,9 Mrd. €*
  - *davon Bluthochdruck: 9,1 Mrd. e*
  - *davon Herzinfarkt, Schlaganfall: 5,7 Mrd. €*
- **Muskel-Skelett-Erkrankungen: 28,6 Mrd. €**
  - *davon Arthrose: 7,6 Mrd. €*
- **Psychische Krankheiten: 28,6 Mrd. €**
  - *davon Demenz: 9,4 Mrd. €*
  - *davon endogene Depressionen: 5,2 Mrd. €*
- **Krebserkrankungen: 18,0 Mrd. €**
- **Ernährungsbedingte Krankheiten: 13,7 Mrd. €**
  - *davon Diabetes: 6,3 Mrd. €*
- **Atemwegserkrankungen: 13,2 Mrd. €**
  - *davon Asthma: 5,3 Mrd. €*
- **Zahnkaries: 7,9 Mrd. €**

Leider beeinträchtigen Zivilisationserkrankungen nicht nur die Lebensqualität, sondern sind immer öfter Ursache eines frühzeitigen Todes, dem oft ein langer Leidensweg mit Schmerzen, Krankenhausaufenthalten und nebenwirkungsreichen Medikamenteneinnahmen vorangeht.

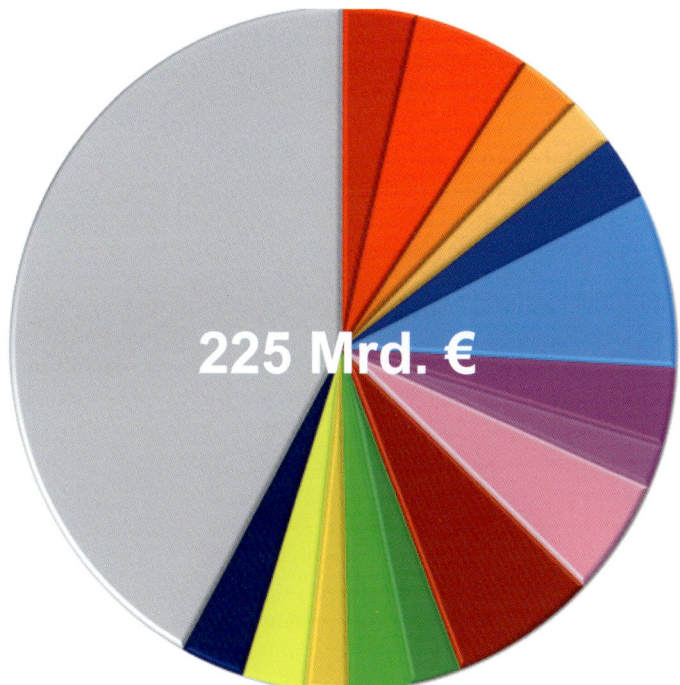

225 Mrd. €

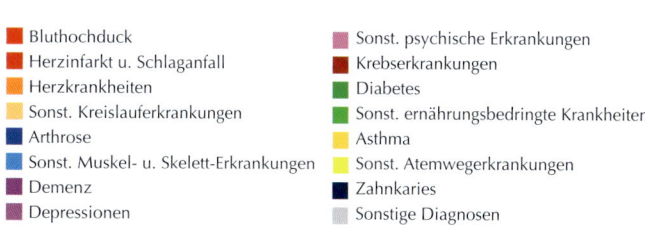

■ Bluthochduck	■ Sonst. psychische Erkrankungen
■ Herzinfarkt u. Schlaganfall	■ Krebserkrankungen
■ Herzkrankheiten	■ Diabetes
■ Sonst. Kreislauferkrankungen	■ Sonst. ernährungsbedingte Krankheiten
■ Arthrose	■ Asthma
■ Sonst. Muskel- u. Skelett-Erkrankungen	■ Sonst. Atemwegerkrankungen
■ Demenz	■ Zahnkaries
■ Depressionen	■ Sonstige Diagnosen

Abb. 35: Prozentualer Anteil verschiedener Krankheiten an den geamten Krankheitskosten in Deutschland 2008 (Quelle: Statistisches Bundesamt)

Zivilisationserkrankungen mit der höchsten Todesrate:

Atemwegserkrankungen, vor allem Asthma, sind die dritthäufigste Todesursache in Deutschland. Fast 10 % aller Kinder und 5 % aller Erwachsenen leiden, 59.000 Menschen starben 2009 daran, über 1 Millionen Menschen mussten deshalb das Krankenhaus aufsuchen. Atemwegserkrankungen verursachten 2008 über 13 Mrd. € Kosten, davon Asthma und verwandte Erkrankungen 5,3 Mrd. €.

Asthma wird hervorgerufen durch allergische Reaktionen des Körpers auf Stoffe aus der Umwelt, d.h. durch eine Fehlreaktion des Immunsystems, die u.a. durch Fehlfunktionen der Enzyme bedingt sind. Enzyme werden durch Übersäuerung und Mangel an Spurenelementen in ihrer Effektivität und Funktionalität stark beeinträchtigt. Die schon in der Kindheit auftretende, stressbedingte Hyperventilation, das zu schnelle und zu flache Atmen, trägt ebenfalls zur Entstehung von Asthma bei, da die Lunge nicht mehr richtig durchlüftet und gereinigt werden kann. Asthma und die meisten anderen Atemwegserkrankungen wie Bronchitis, Angina pectoris etc. sind durchaus vermeidbar, wenn ein Lebensstil mit weniger Stress gepflegt und eine gesunde, langsame Bauchatmung der »Standard« wird.

Krebs als zweithäufigste Todsursache kann durch teure Technik und Medikamente immer länger »behandelt« werden. Jeder Dritte erkrankt im Laufe seines Lebens an Krebs, in Deutschland ca. 500.000 Menschen jährlich. 18 Mrd. € – 220 € pro Einwohner oder 45.000 € pro Erkranktem – wurden 2008 in Deutschland zur Behandlung von Krebserkrankungen ausgegeben – mit äußerst mäßigem Erfolg, denn über die Hälfte der Krebspatienten sterben immer noch innerhalb von 5 Jahren nach dem ersten Auftreten eines Tumors. 2009 gab es 270.000 Krebstote in Deutschland.

Nach Untersuchungen der amerikanischen Umweltagentur werden ca. 35 % der Krebsfälle durch falsche Ernährung, 30 % durch Rauchen hervorgerufen. Da aber Faktoren wie Elektrosmog und Stress nur sehr schwer ermittelbar und abfragbar sind, ist anzunehmen, dass sie einen mindestens genau so hohen Anteil an den zunehmenden Krebserkrankungen haben. Die pharmazeutisch orientierte Medizin kann bis heute die Ursachen einer Krebserkrankung nicht überzeugend darstellen, deshalb sind auch alle »konventionellen« Behandlungsansätze nicht sehr erfolgreich.

Schon 1924 stellte der Nobelpreisträger, Arzt und Biochemiker *Otto Heinrich Warburg* fest, dass »die Ursache des Krebses ein Ersatz der Sauerstoffatmung der Zellen durch eine Gärung« ist. Neueste Erkenntnisse bestätigen seine Forschungen. Gärung entsteht, wenn die Zellen nicht mehr genügend mit Sauerstoff versorgt werden. Ursachen des Sauerstoffmangels ist vor allem die Übersäuerung des Bindegewebes, durch die der Sauerstoff aus dem Kapillaren nicht mehr zu den Zellen gelangen kann. Ein übersäuertes Bindegewebe verhindert auch, dass die sauren Stoffwechselreste, die sich in den Körperzellen bilden, abtransportiert werden können, so dass sie in den Zellen verbleiben, diese immer saurer werden und schließlich von Sauerstoffatmung auf Gärung umschalten. Oxidativer Stress, der Zellen angreift und verletzt, unterstützt die Bildung von Krebszellen.

Dass trotz einer Heilungsquote von weit unter 50 % heute so gut wie jeder Krebskranke die Tortur von Operation, Bestrahlung und Chemotherapie durchmachen muss und »alternative« Ansätze, die die wissenschaftlichen Erkenntnisse von Otto Heinrich Warburg und anderer bedeutender Ärzte und Wissenschaftler wie *Dr. Alfons Weber* und *Dr. Johanna Budwig* umsetzen, keinen Zugang zur »offiziellen« Medizin finden, kann nur als skandalös bezeichnet werden. Ist die Behandlung von Krebserkrankungen mit 18 Mrd. € Jahresumsatz eine zu gut florierende Industrie, um sie durch wirksamere Methoden und Behandlungsmaßnahmen, die auch noch deutlich günstiger sind, einzuschränken?

Die mit Abstand häufigste Todesursache sind **Herz-Kreislauf-Erkrankungen**, an denen 2009 in Deutschland 356.000 Menschen starben, davon 135.000 an **Herzinfarkt oder Schlaganfall**. Für die Behandlung dieser Krankheitsbilder, die alle direkte oder indirekte Folgen von zu hohem Blutdruck sind, wurden in Deutschland 2008 über 37 Mrd. € ausgegeben – über 450 € pro Einwohner. Ca. 20 % der Bevölkerung leiden an hohem Blutdruck und nehmen nebenwirkungsreiche Medikamente ein, um ihn »herunterzuregeln« – sie »vergessen« dabei, dass die Körperregulation den Blutdruck erhöht um zu versuchen, die Sauerstoffversorgung der Körperzellen zu verbessern. Ebenso wie bei Asthma und Krebs ist also die ungenügende Versorgung der Körperzellen mit Sauerstoff der Auslöser der Erkrankung. Verschlimmert wird die Situation im Blutkreislauf noch durch zwei Faktoren:

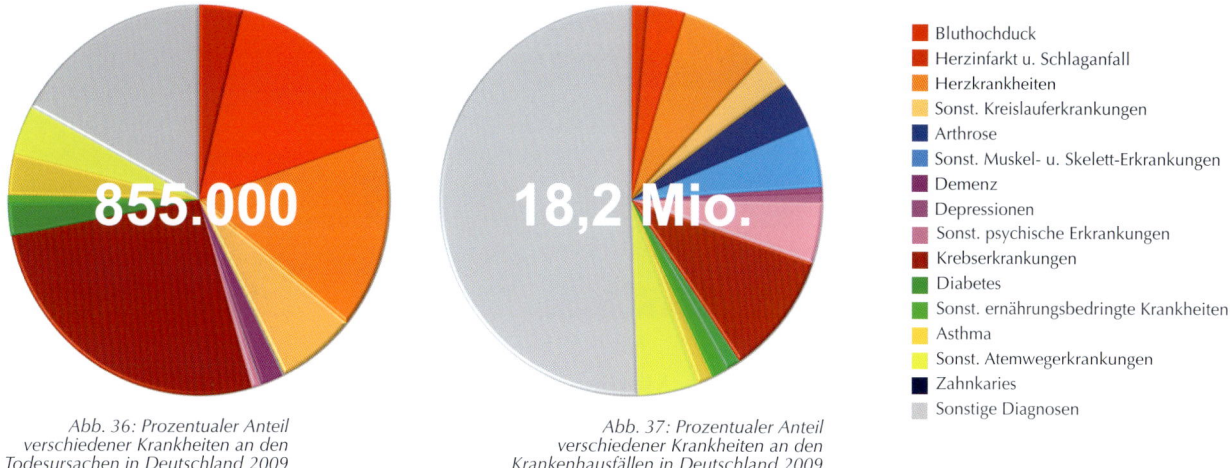

Abb. 36: Prozentualer Anteil verschiedener Krankheiten an den Todesursachen in Deutschland 2009 (Quelle: Statistisches Bundesamt)

Abb. 37: Prozentualer Anteil verschiedener Krankheiten an den Krankenhausfällen in Deutschland 2009 (Quelle: Statistisches Bundesamt)

Einmal werden die Arterien oft durch Ablagerungen von sauren, durch körpereigene basische Mineralien neutralisierte Salze verengt, die dort mangels Ausscheidungsmöglichkeit deponiert werden. An diesen Engstellen kann es dann zu Stauungen kommen, die dann Körperzellen und Organe von der Blutzufuhr abschneiden.

Zum anderen ist das Blut oft sehr dickflüssig, da – z.B. durch Elektrosmog bedingt – die Erythrozyten, die roten Blutkörperchen, sich zu sog. »Geldrollen« zusammenklumpen und so an Engstellen schneller einen undurchlässigen Pfropf bilden können.

So ist ein ungünstiges Zusammenspiel von Übersäuerung, falscher Atmung und Elektrosmog oft die Ursache eines plötzlichen und unerwarteten Todes oder einer lebenslangen Behinderung.

Wie wir Krankheiten vermeiden können

Aus dieser Erkenntnis der Zusammenhänge zwischen den chemischen und physikalischen Abläufen, die im Körper zur Aufrechterhaltung des Lebens ablaufen, können folgende Schlussfolgerungen gezogen werden:

- Alle Lebensprozesse laufen im **Wasser** ab. Genügend Wasser in guter Qualität ist deshalb Voraussetzung aller gesunden Prozesse im Körper.

- Jeder Zivilisations- oder Alterserkrankung (d.h. nicht durch äussere Einflüsse von Bakterien oder Viren induziert) liegt eine **Störung des Milieus** und der chemischen und physikalischen Abläufe im Körper zugrunde (pH-Wert, Redox-Reaktion).

- Auch **fehlgeleitete Abwehrmechanismen** des Körpers zur Aufrechterhaltung des pH-Wertes, zur Sicherstellung der Versorgung der Zellen und zur Bekämpfung von Mikroorganismen etc. sind die Ursache vieler Erkrankungen. Durch eine Unterstützung und Kontrolle dieser Abwehrmechanismen kann vielen Erkrankungen vorgebeugt werden.

Langfristige Gesundheit entsteht vor allem durch:

- Versorgung mit genügend Wasser

- Aufrechterhaltung eines basischen Körper-pH-Wertes

- Unterstützung des Körpers in der Ausscheidung saurer Schlacken

- Versorgung des Körpers mit Antioxidantien

- Versorgung des Körpers mit allen lebensnotwendigen Spurenelementen

Kapitel 8

Ionisiertes Wasser – das Wasser des 21. Jahrhunderts

Zwei Probleme stehen in der Medizin des 21. Jahrhunderts an prominenter Stelle:

Auf der einen Seite ist dies die explosionsartige Zunahme der Krankheiten mit unbestimmter Ursache, die unter dem Oberbegriff »Zivilisationserkrankungen« zusammengefasst werden. Auf der anderen Seite sind es die ebenso explosionsartige Zunahme antibiotikaresistenter Bakterien und Pilze, die in vielen Krankenhäusern nur noch mit wenigen »harten« Antibiotika im Zaum gehalten werden können – es ist nur eine Frage der Zeit, bis auch gegen diese »letzten« Mittel Resistenzen auftreten.

Ionisiertes Wasser in seinen beiden Formen – als basisches Aktivwasser mit hohem pH-Wert und reduzierender, antioxidativer Wirkung und als saures Oxidwasser mit niedrigem pH-Wert und oxidativer, desinfizierender Wirkung ist eine Lösung für diese beiden Probleme.

Ionisiertes Wasser ist damit ein funktionelles Wasser mit Wirkungen, die für die Zivilisationsgesellschaft von großer Bedeutung sind.

Ionisiertes Wasser entsteht entweder durch die intelligente Symbiose von Wasser und Elektrizität, indem Elektrizität = Energie im basischen Aktivwasser gespeichert wird und dem sauren Oxidwasser »entzogen« wird, oder durch die Kraft speziell kombinierter Mineralien und Erze, die in Bio-Keramik gebrannt mit ihren Eigenschaften auch elektrische Spannungen aufbauen und das Wasser sowohl elektrisch als auch im pH-Wert verändern.

Durch das Wasser übertragen, kann die technische oder die in den Mineralkombinationen entstehende elektrische Energie für biologische Systeme wie Menschen, Tiere und Pflanzen wirksam werden. Das Wasser ist so das Medium, das elektrische Energie direkt auf biologische Systeme übertragen kann – denn leider können wir uns nicht an der Steckdose aufladen oder mit einer Batterie die Körperfunktionen unterstützen, aber durch elektrisch geladenes Wasser können wir die elektrische Energie in Form von Elektronen aufnehmen.

Basisches Aktivwasser ist deshalb ein Wasser, das biologischen Systemen Energie gibt und Leben fördert, während saures Oxidwasser von biologischen Systemen Energie abzieht und Leben unterdrückt.

Studien und Berichte

In naturheilkundlich orientierten Kliniken und Praxen in Japan ist basisches Aktivwasser schon am längsten im Einsatz. Während in Deutschland Ärzte wie z.B. *Dr. Irlacher* seit Ende 2003 damit arbeiten, datieren die ersten uns bekannten Berichte aus Japan auf das Jahr 1985.

Wasserionisierer waren damals sehr teure Geräte nur für den professionellen Gebrauch. Beobachtungen, die zwischen 1985 und 1990 an einer naturheilkundlich arbeitenden japanischen Klinik[*] gemacht wurden, dokumentieren folgende Resultate der Behandlung mit basischem Aktivwasser:

1. Absenkung des Blutzuckerspiegels und Verbesserung des HbA1c - Wertes bei Diabetes Mellitus.

2. Verbesserung der peripheren Durchblutung bei diabetischem Gangrän (Brand)

3. Absenkung des Harnsäurespiegels bei Gichtpatienten

4. Verbesserung der Leberfunktion bei Hepatitis, Leberzirrhose und anderen Lebererkrankungen

5. Zustandsverbesserungen bei Dünndarmgeschwüren und Verhinderung einer neuerlichen Erkrankung

6. Normalisierung bei zu hohem und zu niedrigem Blutdruck

7. Absenkung des Cholesterinwertes

8. Zustandsverbesserungen bei Angina und Herzmuskelstörungen

9. Zustandsverbesserungen bei allergischen Erkrankungen wie Asthma, Hypersensitivität, atopischer Dermatitis und Nesselsucht

10. Zustandsverbesserungen bei Autoimmunerkrankungen und Rheumatismus

11. Zustandsverbesserungen bei sog. spezifischen Krankheiten, Behcet-Krankheit, Morbus Crohn, Kawasaki-Syndrom und Dickdarmgeschwüren

12. Zustandsverbesserungen bei malignem Lebertumor, Hepatomen und metastasierenden Tumoren

13. Zustandsverbesserungen bei Unwohlsein, chronischer Verstopfung sowie Durchfall

14. Zustandsverbesserungen bei Kindern nach Dehydrierung durch Erbrechen und Durchfall bei Viruserkrankungen

15. Zustandsverbesserungen bei Hyperbilirubinämie bei Neugeborenen

16. Erfahrungen von schwangeren Frauen, die basisches ionisiertes Wasser während der Schwangerschaft tranken: Fast keine Schwangerschaftserbrechen, komplikationslose Geburt, wenig Gelbsucht ...

Seit den ersten Studien in Japan hat sich basisches Aktivwasser weltweit etabliert – doch sind klinische Studien, die dem Anspruch der westlichen Wissenschaft genügen, rar. Dies liegt in erster Linie an den immensen Kosten, die in der Regel nur von pharmazeutischen Unternehmen oder Unternehmen der Medizintechnik bezahlt (und später über den Verkauf der Medikamente bzw. Geräte wieder refinanziert) werden können.

Die vorhandenen und uns bekannten globalen Studien finden Sie auf der Internetseite **www.jungbrunnenwasser.de**.

---

* Auszüge aus der Präsentation am 8. internationalen Symposium »Der Mensch und seine Umwelt in Gesundheit und Krankheit« (Orginaltitel: »Man And His Environment in Health And Disease«) am 24. Februar 1990 im Grand Kempinski Hotel, Dallas, Texas, USA, von Dr. med. Hidemitsu Hayashi, Water Institute, und Dr. med. Munenori Kawamura, Kyowa Medical Clinic.

Basisches Aktivwasser und saures Oxidwasser sind funktionelle Wässer

Sicher wäre es ein großer Verdienst für das Gesundheitswesen in den westlichen Ländern, durch professionelle Studien die Effektivität von basischem Aktivwasser und saurem Oxidwasser auch gegenüber Kritikern zu dokumentieren und die vielen persönlichen Erfahrungsberichte zu katalogisieren und auszuwerten, die bis jetzt vorhanden sind. Dies sind Aufgaben, die im öffentlichen Interesse liegen sollten.

Wir wollen hier nicht weiter auf die Verflechtungen im Gesundheitswesen eingehen, sondern eher an die Vernunft, das logische Denkvermögen und das chemisch-physikalisch-biologische Wissen (zu dem dieses Buch ein Beitrag sein soll) jedes Einzelnen appellieren, seine Gesundheit selbst in die Hand zu nehmen.

Das richtige Wasser ist sicher ein wichtiges Element einer ganzheitlichen Gesundheitsvorsorge.

Basisches Aktivwasser ist dabei die erste Wahl, auch wenn und gerade weil es – wie Kritiker gern bemerken – kein natürliches Wasser ist, sondern ein elektrisch bzw. durch eine spezielle, in der Natur in dieser Konzentration nicht vorkommenden Mineralienkombination erzeugtes, **funktionelles Wasser** mit der Funktion, die zivilisationsbedingte Übersäuerung und den zivilisationsbedingten oxidativen Stress auszugleichen. Nicht mehr, aber auch nicht weniger. Und da Übersäuerung und oxidativer Stress, wie auf den vorherigen Seiten gezeigt wurde, die hauptsächlichen Ursachen der Zivilisationserkrankungen sind, kann basisches Aktivwasser hier eine bedeutende Rolle spielen.

Auf der Gegenseite, zur Bekämpfung der immer resistenter werdenden Keime und Bakterien, die durch die Umweltbedingungen gestärkt werden, ist **saures Oxidwasser** die ideale Lösung, denn es ist ein funktionelles Wasser das modernen Antibiotika und Desinfektionsmitteln in den meisten Fällen zumindest ebenbürtig ist, dabei aber nebenwirkungsfrei, kostengünstig und ohne Resistenzbildung.

Kapitel 9

Die Geschichte der Wasserionisierung

Erste Forschungen über den Einsatz von basischem Wasser in Landwirtschaft und Viehzucht begannen 1931 in Japan, als der Forscher *Machisue Suwa* den Zusammenhang zwischen Elektrizität und Wasser zu erforschen begann. Er experimentierte mit vielen verschiedenen Wässern und entwickelte 1952 das erste Gerät zur Wasserelektrolyse, mit dem er basisches Aktivwasser und saures Oxidwasser herstellen konnte.
Ein weiterer, aus dem Einsatz von ionisiertem Wasser in der Technik entstandener Ansatz gab es in der Sowjetunion um 1970.

In Japan hieß das basische Aktivwasser ursprünglich »**Synnohl liquid**«. 1954 wurde in Zusammenarbeit mit der Universität von Tokyo der erste industrielle Wasserionisierer für den Gebrauch in der Landwirtschaft hergestellt und in der Folge sein Einsatz von verschiedenen landwirtschaftlichen Universitäten vor allem im Reisanbau erforscht. Alle diese Geräte bestanden aus zwei wassergefüllten Kammern, in die Elektrolyseplatten gehängt wurden und die durch eine Membran getrennt waren.

Getrieben durch klinische Forschungen und Berichte von Anwendern, die das aus den Landwirtschaftsgeräten erzeugte Wasser tranken, kam 1958 der erste Wasserionisierer für den Hausgebrauch auf den Markt, 1960 wurde die erste Forschungseinrichtung zur Erforschung von basischem Aktivwasser und seinen Wirkungen gegründet, die »**Synnohl Liquid Medical Science Research Association**«, durch deren Arbeit der Fokus in der Wasserforschung mehr auf den medizinischen Bereich gelenkt wurde.

1962 wurde basisches Aktivwasser bzw. Wasserionisierer offiziell vom **japanischen Gesundheitsministerium** als medizinisch wirksam eingestuft, sie wurden von verschiedenen Firmen entwickelt und kamen auf den Markt.

Als 1979 der erste Durchfluss-Wasserionisierer auf den Markt kam, sprach man von »alkaline ionized water« – also basischem Aktivwasser in der heute üblichen Form. Durch das wachsende Interesse an Gesundheit und Wasserqualität und auch die einfachere Handhabung der Geräte wurden sie immer bekannter, bis 1992 durch eine Gesundheitssendung im japanischen Fernsehen, in dem das »Wunderwasser« vorgestellt wurde, der Durchbruch gelang. Durch diese mediale Aufmerksamkeit wuchs auch der Forschungsbedarf, so dass 1993 ein universitäres Forschungsprojekt ins Leben gerufen wurde um die Sicherheit und Wirkung des basischen Aktivwassers zweifelsfrei zu beweisen. 1997 wurde so die positive Wirkung bei Magen-Darm-Beschwerden offiziell als erwiesen bestätigt, 1999 wurde das Projekt abgeschlossen mit dem Ergebnis, das basisches Aktivwasser nützlich und sicher ist. Basierend auf diesen Forschungen wurden Spezifikationen und Standards für Haushalts-Wasserionisierer erstellt und in Japan als verbindlich vorgeschrieben.

Inzwischen wurden auch in Korea, damals auch eine »verlängerte Werkbank« Japans, nach japanischen Standards die ersten Wasserionisierer gebaut. Seit 2000 stieg die Produktion in Japan und vor allem in Korea sehr stark an, neue Firmen kamen auf den Markt und verbesserten Design und Funktion. Auch in Taiwan und China werden heute elektrische Wasserionisierer gebaut, meist nach japanischem Vorbild und oft mit japanischen Bauteilen. Parallel werden durch die Materialforschung an chinesischen, koreanischen und japanischen Universitäten funktionelle Bio-Keramiken so verbessert, dass immer bessere mit Bio-Keramik gefüllte mineralische Wasserionisierer auf den Markt kommen.

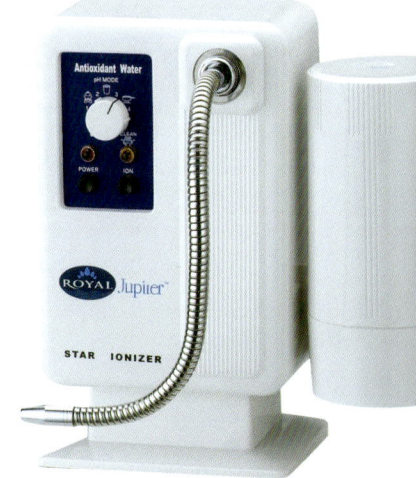

Abb. 42: Der Erste Haushalts-Wasserionisierer 1995 aus Japan.

Die Entwicklung in der Sowjetunion

Um 1970 begann auch in der Sowjetunion die Erforschung von basischem und saurem Wasser. Ein Anfang wurde mit dem technischen Einsatz von starkem, mit Hilfe von Salzlösungen hergestelltem basischen (Katholyt) und saurem (Anolyt) Wasser gemacht. Um bei der Erdgas- und Erdölförderung in der usbekischen Wüste die physikalisch-chemischen Eigenschaften der im Bohrloch eingesetzten Spülflüssigkeit zu verbessern und das heraussprudelnde Öl zu emulgieren, hatten die russischen und usbekischen Ingenieure ein Gerät zur elektrischen Aktivierung und Trennung von mit Salz angereichertem Wasser entwickelt und verwendeten das auf der basischen Seite entstehende Katholyt erfolgreich zu diesem Zweck. Das gleichzeitig entstehende saure Anolyt wurde zur Festigung der Lehm- und Schlammmassen eingesetzt.

Durch Zufall bemerkte ein an allergischen Hautreaktionen und Geschwüren – die durch die auf der Baustelle herrschenden immensen Umweltbelastungen sehr häufig waren – leidender Ingenieur, dass durch den Kontakt mit dem sauren Wasser die Geschwüre und allergischen Reaktionen vermindert wurden.

Nach dieser Entdeckung wurde die Forschung intensiviert, auch das Militär interessierte sich für die keimtötende und desinfizierende Wirkung des sauren Wassers, denn in der Zeit des kalten Krieges herrschte in der Sowjetunion die Angst vor einem amerikanischen Angriff mit bakteriologischen Waffen. Es zeigte sich, dass Anolyt das gesuchte Gegenmittel war: billig und einfach in der Herstellung, hochwirksam in der Vernichtung von einzelligen Lebewesen wie Bakterien und unschädlich und nebenwirkungsfrei für Mensch und Natur.

Parallel wurden auch die Wirkungen des basischen Katholyts auf Lebewesen untersucht – mit eindeutig positiven Ergebnisse. Parallel zu den japanischen Forschungen zeigten auch die sowjetischen Experimente, dass basisches Wasser, oral verabreicht (d.h. getrunken) um den pH 9,5 das ideale Medium ist um z.B. Immunreaktionen zu stärken.

Neben der medizinischen Forschung wurde auch der Einsatz in der Landwirtschaft, vor allem in der Tierzucht, erforscht, und es zeigte sich, dass eine regelmäßige Gabe von verdünntem Anolyt den Einsatz von Antibiotika in der Tierhaltung stark einschränkte bzw. fast überflüssig machte, und gleichzeitig eine bessere Tiergesundheit und Fleischqualität erreicht wurde.

Bis zum Zusammenbruch der Sowjetunion wurde die Forschung an dem »**Wasser des Lebens**« (basisches Wasser, Katholyt) und dem »**Wasser des Todes**« (saures Wasser, Anolyt) – wie die Russen das ionisierte Wasser nannten – intensiv erforscht, es gab mehrere mit hoch qualifizierten Wissenschaftlern besetzte Forschergruppen in den unterschiedlichsten Forschungsbereichen. Leider sind die im Zuge der Privatisierungen und des Umbruchs bei der Auflösung der Sowjetunion diese Forschungen eingestellt worden, ihre Ergebnisse in Archiven verschwunden.

Heute gibt es in den Nachfolgestaaten der Sowjetunion noch einige Firmen, die Geräte vor allem für die Herstellung von Anolyt als Desinfektionslösung für kommerzielle Zwecke, vor allem in der Lebensmittelindustrie und in der Landwirtschaft, produzieren.

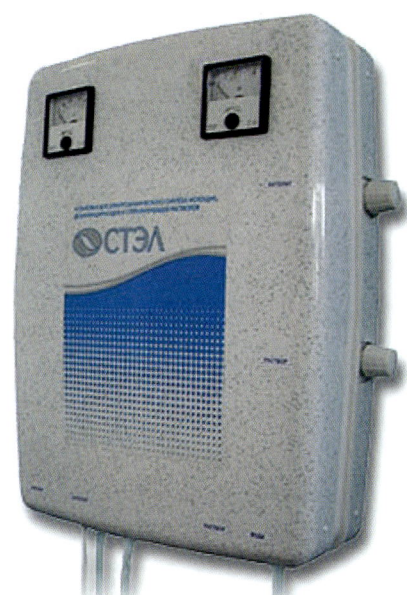

Abb. 43: Ein modernes russisches Gerät zur Herstellung von Anolyt und Katholyt

Kapitel 10

Was ist ein elektrischer Wasserionisierer?

Technische Geräte haben haben inzwischen die Haushalte erobert. Vom Brotschneiden bis zum Eierkochen sind technische Helfer allgegenwärtig. Die meisten von ihnen sind durch Handarbeit ersetzbar und dienen nur der Bequemlichkeit und Zeitersparnis.

Anders ein Wasserionisierer. Kaum ein anderes Haushaltsgerät hat einen so starken Einfluss auf Lebensstil und Gesundheit wie dieses Gerät. Seit dem ersten Durchfluss-Wasserionisierer, der 1979 in Japan entwickelt wurde, haben schon viele Millionen Haushalte vor allem in Ost- und Südostasien einen Wasserionisierer erworben und in Gebrauch.

Zur Zeit besitzen bald 20% aller Haushalte in Japan und Korea einen Wasserionisierer.

Was ist basisches Aktivwasser?

Basisches Aktivwasser ist ein physikalisch in einem Wasserionisierer aufbereitetes Wasser mit drei herausragenden Eigenschaften:

1. **Es hat einen hohen pH-Wert,** damit einen sehr hohen Überschuss an Basen in Form von OH^- Ionen und so auch einen erhöhten Sauerstoffgehalt. Basen neutralisieren Säuren.

2. **Es hat ein sehr niedriges Redox-Potential** und damit einen großen Überschuss an Elektronen. Elektronen haben antioxidative Wirkung und neutralisieren freie Radikale.

3. **Es hat kleine Wassercluste**r und ist damit »flüssiger« als normales Wasser.

Diese Eigenschaften sind rein physikalischer Natur und geben dem basischen Aktivwasser einzigartige Eigenschaften und Wirkungen.

Was ist saures Oxidwasser?

Parallel zum basischen Aktivwasser wird immer saures Oxidwasser produziert. Saures Oxidwasser hat dem basischen Aktivwasser entgegengesetzte Eigenschaften:

1. **Es hat einen niedrigen pH-Wert** – es ist also eine leichte Säure – und dadurch eine desinfizierende Wirkung

2. **Es hat ein sehr hohes Redoxpotential** und damit einen sehr großen Elektronenmangel. Elektronenmangel bewirkt Oxidation und ebenfalls eine desinfizierende und keimtötende Wirkung.

3. **Es hat** ebenso wie basisches Aktivwasser sehr **kleine Wassercluster.**

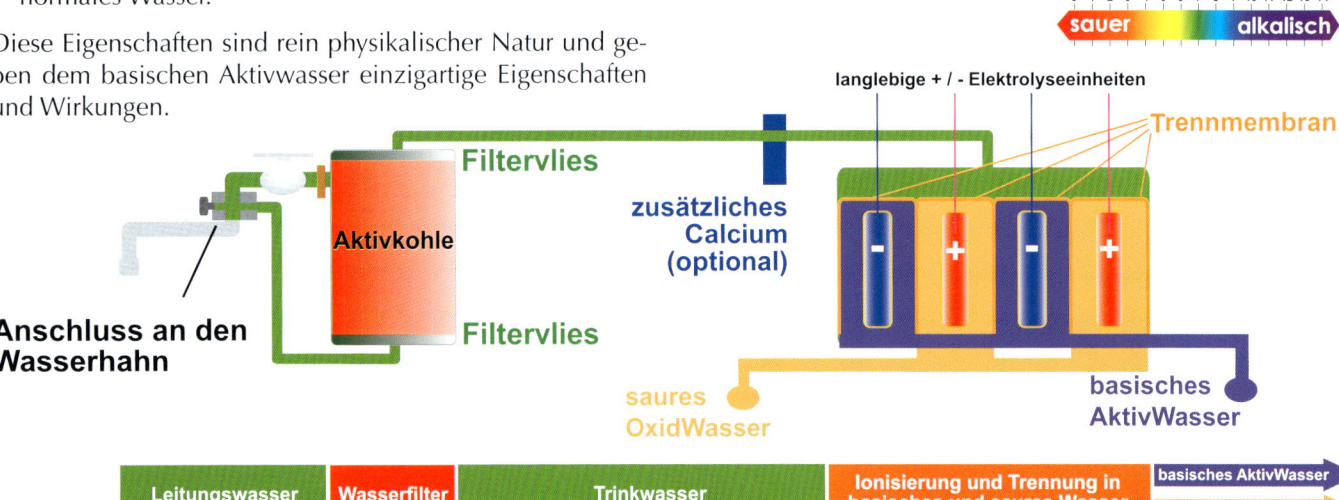

Abb. 38: Flussschema eines elektrischen Durchfluss-Wasserionisierers

Wie arbeitet ein elektrischer Wasserionisierer?

Ein elektrischer Haushalts-Wasserionisierer, etwas größer als ein dickes Telefonbuch, wird an der Wasserzufuhr in der Küche angeschlossen. Er ionisiert das Wasser durch eine unvollständige Elektrolyse.

Vorher wird das Leitungswasser durch einem Aktivkohlefilter von organischen Schadstoffen gereinigt, die Mineralien bleiben dabei erhalten. Anschließend gelangt das Wasser in eine Kammer, die durch eine feine halbdurchlässige Membran geteilt ist. Auf jeder Seite der Kammer finden wir mit Platin beschichtete Titan-Elektroden, die positiv und negativ geladen sind. So kann galvanischer Strom fließen. Er bewirkt, dass die nützlichen (basischen) Mineralien in die eine, die sauren Mineralien in die andere Kammer wandern.

Kationen, also positive (basische) Ionen, umgeben die negative Elektrode und produzieren dabei Kathoden-Wasser (basisches, reduziertes Aktivwasser), das von den Russen **Katholyt** und **Wasser des Lebens** genannt wurde.

Anionen, also negative (saure) Ionen, umgeben die positiven Elektroden, und produzieren dabei Anoden-Wasser (saures, oxidiertes Oxidwasser), auch **Anolyt** und **Wasser des Todes** genannt.

Gleichzeitig werden die **Wassercluster restrukturiert** und zu kleinstmöglichen Einheiten zusammengefügt. So wird das Wasser physikalisch aktiviert – daher der Name Aktivwasser.

Da nur leitfähiges, also mineralhaltiges Wasser ionisiert werden kann, enthält der Filter oft auch eine Schicht Kalzium, das auch als Puffer für Chlorid dient. Bei hochwertigen elektrischen Ionisierern kann Kalzium auch zugesetzt werden, was aber nur bei sehr weichem Wasser notwendig ist. Basisches Aktivwasser kommt aus dem biegsamen Edelstahlwasserhahn auf dem Gerät, das saure Oxidwasser aus einem Schlauch an der Unterseite. Das basische Aktivwasser wird zum Trinken und Kochen verwendet. Das Oxidationspotential des sauren Oxidwassers macht es zu einem guten Mittel zum Waschen der Hände, zur Mundspülung bei Entzündungen, um Nahrung oder Küchengeräte zu reinigen und um kleine Wunden zu behandeln.

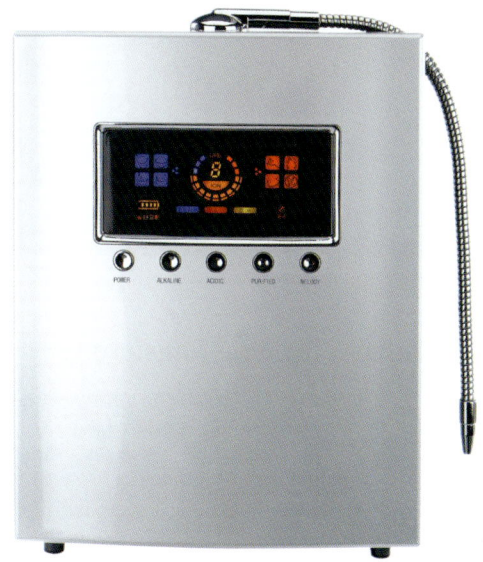

Abb. 39: Moderne Wasserionisierer verbinden höchste technische Perfektion mit elegantem Design

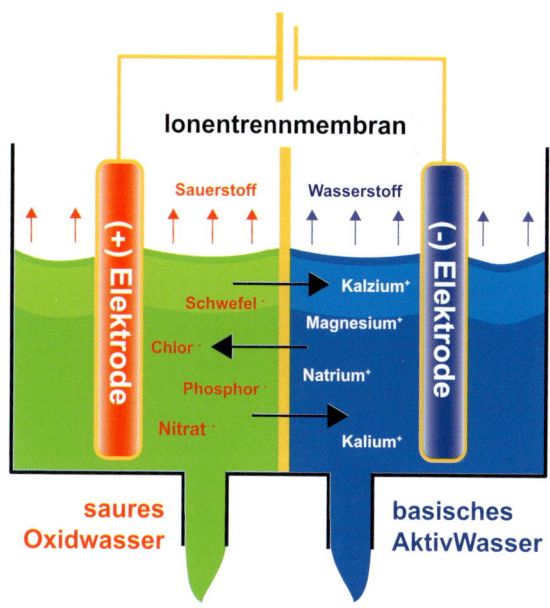

Abb. 40: Was in der Ionisierungskammer vor sich geht

Kapitel 11

Chemische Reaktionen in den Elektrodenkammern

In der Ionisierungseinheit eines elektrischen Wasserionisierers finden verschiedene chemische Reaktionen statt. Diese Reaktionen entstehen physikalisch durch die Zufuhr bzw. den Entzug von Elektronen – auf der Kathodenseite werden dem Wasser Elektronen zugeführt, an der Anodenseite werden sie ihm entzogen.

Dieses Kapitel erklärt die chemischen Reaktionsabläufe anhand von Formeln und kann von technisch und chemisch nicht interessierten Leserinnen und Lesern übersprungen werden.

Voraussetzungen für eine Ionisierung

Damit eine Ionisierung stattfinden kann, müssen einige Voraussetzungen erfüllt werden. Diese sind:

- Eine meist gepulste Gleichspannung an den Elektroden. Diese Spannung schwankt bei den verschiedenen Herstellern zwischen 12 und 36 Volt. Sie muss so geregelt werden, dass sie auf der einen Seite eine maximale Wirksamkeit hat, auf der anderen Seite aber nicht zu einem Kurzschluss führt bzw. die Steuerungselektronik überhitzt und beschädigt.

- Ein Diaphragma, d.h. eine selektiv durchlässige Trennwand zwischen den Elektroden, die meist aus einem speziellen Zellulose-basierten Kunststoff besteht

- Das Wasser muss eine gewisse Leitfähigkeit haben, da sonst kein Strom fließen kann und keine Ionisierung stattfindet. Eine Leitfähigkeit von ca. 50 µS/cm (Mikro-Siemens pro cm) reicht in der Regel aus, was ca. einer Wasserhärte von 2 - 3°dH entspricht.

Die Ionisierungsstärke ist von den folgenden Parametern abhängig:

- Der Spannung an den Elektroden: Je höher die Spannung, desto stärker die Ionisierung

- Der Leitfähigkeit des Wassers: Je höher die Leitfähigkeit, desto stärker die Ionisierung

- Der Dauer der Ionisierung: Je länger das Wasser in der Kammer bleibt, desto stärker ist die Ionisierung

Reaktionen in der Kathodenkammer

In der Kathodenkammer, wo durch die negativ geladene Kathode Elektronen in das Wasser abgegeben werden und ein starker Elektronenüberschuss (negative Ladung, negatives Redoxpotential) entsteht, bewirken diese Elektronen die folgenden Reaktionen:

1. Reaktion: Das Wasser wird basisch:

$$2\ H_2O + 2\ e^- => 2\ OH^- + H_2 \uparrow => 2\ OH^-$$

Bei einem Wassermolekül H_2O wird in einem starken Überschuss an Elektronen ein Wasserstoff-Atom H durch ein freies Elektron ersetzt, so dass aus dem H_2O ein **Hydroxid-Ion OH⁻** wird. Das »freigelassene« Wasserstoff-Atom H verbindet sich mit einem zweiten H zu **Wasserstoffgas H_2,** das als Bläschen entweicht.

Durch den Überschuss an OH⁻-Ionen wird das Wasser basisch.

2. Reaktion: Das Wasser erhält ein negatives Redoxpotential, es wird antioxidativ (reduzierend) und aktiver Wasserstoff entsteht:

$$H_2O + 2\ e^- => OH^- + H^0 + e^- => OH^- + H^-$$

Ebenso wie in der ersten Reaktion wird aus dem H_2O ein OH⁻. Das freiwerdende **Wasserstoffatom H^0** verbindet sich aber nicht mit einem anderen Wasserstoff zu Wasserstoffgas H_2, sondern mit einem weiteren Elektron e⁻ zu dem sog. **»aktiven Wasserstoff« H^-.** Er hat so auch seine erste Elektronenhülle mit zwei Elektronen gefüllt.

Die Herstellung von Katholyt

Katholyt – starkes basisches Aktivwasser – wird durch Zugabe von wenigen Gramm Salz – in der Regel wird Kochsalz NaCl verwendet – pro Liter Wasser hergestellt. Es erreicht einen pH-Wert bis pH 13 und ein Redoxpotential unter -800 mV.

Sind Salze im Wasser gelöst, werden die positiv geladenen Ionen von der negativ geladenen Kathode angezogen und in der Kathodenkammer konzentriert, die negativ geladenen Ionen wandern zu der positiv geladenen Anode in die andere Kammer.

Die gelösten positiv geladenen Ionen reagieren ebenfalls in dem hohen Elektronenüberschuss – hier am Beispiel von gelöstem Natriumchlorid (Kochsalz) NaCl, wo sich Natrium-Ionen Na^+ in der Kathodenkammer konzentrieren.

$$2\ Na^+ + 2\ H_2O + 2\ e^- => 2\ Na^+ + 2\ OH^- + H_2 \uparrow =>$$
$$2\ Na^+ + 2\ OH^- => 2\ NaOH$$

bzw.

$$Na^+ + H_2O + 2\ e^- => Na^+ + OH^- + H^0 + e- => NaOH + H^-$$

Das Wassermolekül H_2O wird wie in den obigen Reaktionen zum Hydroxid-Ion OH^-, Wasserstoff entweicht als Wasserstoffgas H_2 oder wird zu aktivem Wasserstoff H^-. Das OH^- verbindet sich mit dem Natrium-Ion Na^+ zu **Natriumhydroxid NaOH,** das in wässriger Lösung **Natronlauge** ist. So kann elektrolytisch ein pH-Wert bis pH 13 erreicht werden.

Reaktionen bei kalkhaltigem Wasser

Bei Kalziumionen Ca^{++}, wie sie in höheren Konzentrationen auch im Trinkwasser vorkommen, ist die Reaktion etwas anders, da Kalzium-Ionen doppelt positiv geladen sind, ihnen also zwei Elektronen fehlen:

$$Ca^{++} + 2\ H_2O + 2\ e^- => Ca^{++} + 2\ OH^- + H_2 \uparrow =>$$
$$Ca^{++} + 2\ OH^- => Ca(OH)_2$$

bzw.

$$Ca^{++} + 2\ H_2O + 4\ e^- => Ca^{++} + 2\ OH^- + 2\ H^0 + 2\ e^- =>$$
$$Ca(OH)_2 + 2\ H^-$$

Ebenso wie in den vorherigen Reaktionen wird das Wassermolekül H_2O zum Hydroxid-Ion OH^-, Wasserstoff entweicht als Wasserstoffgas H_2 oder wird zu aktivem Wasserstoff H^-. Das Kalzium-Ion Ca^{++} benötigt aber – da ihm zwei Elektronen fehlen – zur Neutralisierung zwei Hydroxid-Ionen OH^-. Aus dem Kalzium-Ion wird **Kalziumhydroxid Ca(CO)_2,** wie er als gelöschter Kalk zur Mörtelherstellung verwendet wird. Kalziumsalze können nicht zur Herstellung von Katholyt verwendet werden, da sie sich an der Kathode ablagern und bei höheren Konzentrationen schnell eine isolierende Schicht bildet, die die Ionisierung unterbricht.

Hier sind theoretisch auch die folgenden Reaktionen möglich:

$$Ca^{++} + 2\ H_2O + 3\ e^- => Ca^{++} + 2\ OH^- + H2 \uparrow + e^- =>$$
$$Ca^{++} + 2\ OH^- + e^- => Ca(OH) + OH^-$$

bzw.

$$Ca^{++} + 2\ H_2O + 5\ e- => Ca^{++} + 2\ OH^- + 2\ H^0 + 3\ e^- =>$$
$$Ca^{++} + 2\ OH^- + 2\ H- + 1\ e^- => Ca(OH) + 2\ H^- + OH^-$$

Das Wassermolekül H_2O wird wieder zum Hydroxid-Ion OH^-, Wasserstoff entweicht als Wasserstoffgas H_2 oder wird zu aktivem Wasserstoff H^-.

Das Kalzium-Ion Ca^{++} neutralisiert sich hier aber mit einem Elektron e^- sowie mit einem Hydroxid-Ionen OH^-, so dass noch ein OH^- übrig bleibt. Ca(OH) ist durch das einsame Elektron sehr reaktiv und in Verbindung mit Phosphor als **Hydroxylapatit (Apatit-(OH))** der Grundbaustein des menschlichen Skeletts.

Reaktionen in der Anodenkammer

In der Anodenkammer, wo die positiv geladene Anode Elektronen aus dem Wasser »aufsaugt« und so ein starker Elektronenmangel (positive Ladung, positives Redoxpotential) entsteht, bewirkt dieser Elektronenmangel die folgenden Reaktionen:

$$2\ H_2O - 4\ e{-} => 4\ H^+ + O_2 \uparrow$$

Durch die »Sogwirkung« der positiv geladenen Anode werden aus dem Wassermolekül H_2O die beiden verbindenden Elektronen herausgelöst und so die Verbindung zwischen dem Wasserstoff H und dem Sauerstoff O im Wassermolekül gelöst. Der reaktive Sauerstoff O verbindet sich mit einem zweiten O zu **Sauerstoffgas O_2,** das ausgast.

Durch den Überschuss an H^+-Ionen wird das Wasser sauer.

Ist die Ausgasung des Sauerstoffs nicht vollständig, können folgende Reaktionen entstehen:

$$H_2O - 2\ e^- => 2\ H^+ + O$$
$$3\ H_2O - 6\ e^- => 6\ H^+ + O_3$$

Hier entstehen gelöster **elementarer Sauerstoff O** bzw. **Ozon O_3,** beides starke Oxidationsmittel.

$$2\ H_2O - 2\ e^- => 2\ HO + 2\ H^+ => H_2O_2 + 2\ H^+$$

Wird aus dem H_2O Molekül nur ein Elektron entfernt, so spaltet sich ein H^+-Ion ab und es entsteht das sehr reaktive und extrem stark oxidierende **Hydroxy-Radikal HO,** das sich allmählich einem zweiten HO zu einem **Wasserstoffperoxid-Molekül H_2O_2** verbindet, einer leichten, sehr stark oxidierenden Säure.

Die Herstellung von Anolyt

Anolyt – starkes saures Oxidwasser – wird ebenfalls durch Zugabe von wenigen Gramm Salz – auch hier wird in der Regel Kochsalz NaCl verwendet – pro Liter Wasser hergestellt. Es erreicht einen pH-Wert unter pH 2 und ein Redoxpotential über +1.000 mV.

Sind Salze im Wasser gelöst, werden die negativ geladenen Ionen von der positiv geladenen Elektrode angezogen und hier konzentriert.

Die gelösten negativ geladenen Ionen reagieren ebenfalls in dem hohen Elektronenüberschuss – hier am Beispiel von gelöstem Natriumchlorid (Kochsalz) NaCl, wo sich Chlorid-Ionen Cl- in der Anodenkammer konzentrieren:

$$2\ H_2O + 2\ Cl^- - 2\ e^- => H_2O + Cl_2 => 2\ HOCl + 2\ H^+$$

Werden den Chlorid-Ionen die freien Elektronen entzogen, werden sie zu elementarem Chlor, das sofort mit Wasser zu **Hyperchloriger Säure HOCl** reagiert, einem sehr starken Oxidationsmittel. So kann elektrolytisch ein pH-Wert bis unter pH 2 erreicht werden.

Physikalische oder chemische Basen und Säuren?

Es gibt zwei signifikante Unterschiede zwischen elektrolytisch und chemisch hergestellten Basen und Säuren.

1. Elektrolytisch hergestellte Basen und Säuren haben bei gleichem pH-Wert ein wesentlich höheres bzw. niedrigeres Redoxpotential. Dies zeigt beispielweise die folgende Tabelle:

Stoff	pH-Wert	Redoxpotential
Stark basisches Aktivwasser (Katholyt)	pH 11,67	-889 mV
0,8%ige Natronlauge	pH 11,64	+245 mV
3%ige Amoniaklösung	pH 11,62	+552 mV
Stark saures Oxidwasser (Anolyt)	pH 2,45	+1156 mV
0,013%ige hyperchlorige Säure	pH 2,45	+627 mV
10%ige Essigsäure	pH 2,42	+616 mV

2. Elektrolytisch hergestellte Basen und Säuren werden schnell wieder zu "normalem" Wasser, vor allem bei

   a. Kontakt mit organischen Stoffen

   b. Verdünnung mit normalem Wasser

   c. längerem Kontakt zu Luft und Licht

So reizt beispielsweise weder ein Katholyt mit pH 12 noch ein Anolyt mit pH 2 die menschliche Haut, während sowohl eine Natronlauge mit pH 12 als auch eine Salzsäure mit pH 2 schwere Schäden hervorruft.

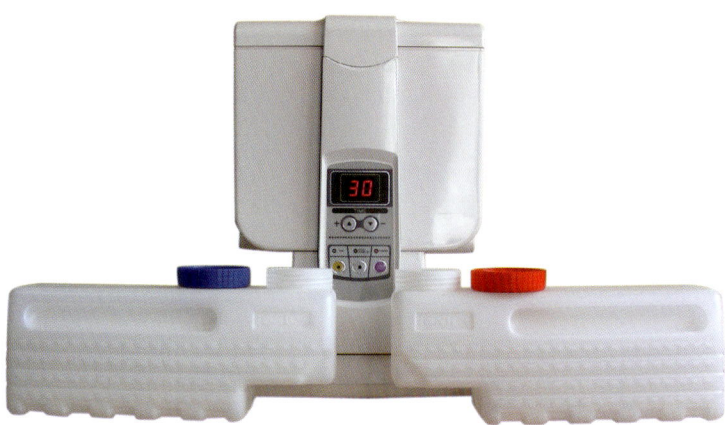

Abb. 44: In einem sog. Topf-Ionisierer können dem Wasser Salze hinzugefügt und so stark basisches Katholyt und stark saures Anolt hergestellt werden.

Kapitel 12

Was ist ein mineralischer Wasserionisierer?

Mineralische Wasserionisierer brauchen im Gegensatz zu elektrischen Wasserionisierern keinen elektrischen Strom.

Die Ionisierung des Wassers erfolgt durch spezielle Mineralien bzw. Bio-Keramiken, die durch den Wasserfluss aktiviert werden. Diese mit Bio-Keramiken arbeitende Wasserionisierer sind – oft in Verbindung mit verschiedenen anderen Filter- und Wasser-Optimierungstechniken – eine einfache und naturnahe Möglichkeit, das Wasser basisch und reduzierend – also mit einer antioxidativen Wirkung - zu machen.

Wie funktioniert ein mineralischer Wasserionisierer?

Ein mineralischer Wasserionisierer arbeitet mit Keramiken, die aus speziellen Mineralien und Metallen gebrannt werden. Diese reagieren bei Kontakt mit dem Wasser.

Die Wissenschaft über die Mineralien- und Metallkombinationen, die das Redoxpotential und den pH-Wert des Wassers verändern können, ist vor allem in China, Japan und Korea etabliert – gewachsen auf einer alten Tradition. Neueste Funde datieren den Beginn der Herstellung von gebrannten Tonobjekten in China auf das 15. vorchristliche Jahrhundert; Funde in Japan stammen aus dem 13. vorchristlichen Jahrhundert, von dort breitet sich das Wissen über den Umgang mit Tonmineralien, die Brenntechnik und die Herstellung von Keramik über Korea nach Osten aus.

Aus dieser Tradition entwickelte sich das Wissen um sog. »funktionelle« Keramiken, die zu Heilzwecken und auch zur Verbesserung des Wassers und zur Wasseraufbereitung eingesetzt werden können. So ist beispielsweise die »rote Tonerde« in China seit vielen Jahrhunderten Bestandteil der traditionellen Medizin.

Gute mineralische Wasserionisierer erreichen - je nach Wasserqualität des Eingangswassers - durchaus mit elektrischen Wasserionisierern vergleichbare pH- und Redoxwerte. Wir haben bis zu **pH 10** bei einem **Redoxwert von -400 mV** gemessen.

Durch ihre einfache Handhabung und den relativ günstigen Grundpreis sind mineralische Wasserionisierer der neuen Generation sicher eine Option für viele Haushalte.

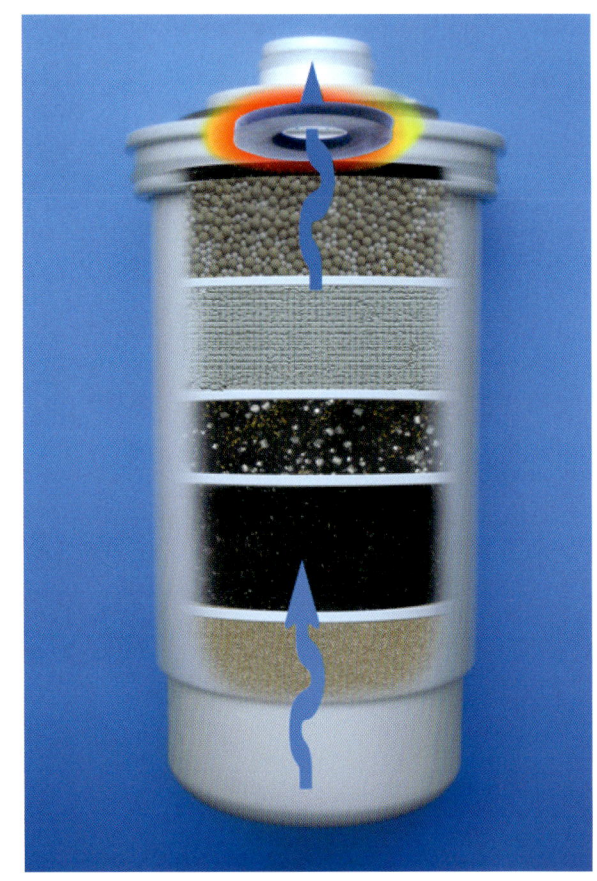

Abb. 45: Beispiel eines mineralischen Wasserionisierer-Filters, der von unten nach oben durchflossen wird.

Auswahl und Aufbereitung der Mineralien

Da Mineralien nur an ihren Oberflächen mit dem Wasser reagieren können, werden sie in der Regel fein gemahlen, um die Oberfläche und damit die Kontaktfläche zum Wasser zu erhöhen. Dann werden sie in Hochtemperaturöfen zu kleinen, meist etwa erbsengroßen Keramikkugeln gebrannt.

Je nach den gewünschten Wirkungen der Keramiken auf das Wasser wird die Zusammensetzung gewählt, die bei jedem Hersteller etwas anders ist und deren Details das Produktionsgeheimnis der Hersteller sind.

Bestandteile dieser Wasserkeramikkugeln sind in verschiedenen Zusammensetzungen:

- **Turmalinpulver.** Turmaline sind sehr unterschiedliche Mineralien auf der Basis von Silizium, die je nach den Spurenbestandteilen unterschiedliche Farben, Strukturen und Eigenschaften haben können. Sie sind pyro- und piezoelektrisch, d.h. sie geben Elektronen ab wenn sich ihre Umgebungstemperatur verändert oder sie unter Spannung gesetzt werden.

- **Zeolithpulver.** Zeolithe sind ebenfalls Mineralien auf der Basis von Silizium, die sich besonders durch ihre Adsorptionsfähigkeit für saure Stoffe auszeichnen.

- **Kaolinpulver.** Kaolin ist ein Aluminiumsilikat, das u.a. Grundstoff für die Porzellanherstellung ist.

- **Maifanshipulver.** Maifanshi ist ebenfalls ein Aluminiumsilikat mit Beimischungen verschiedener Elemente, das in der japanischen und chinesischen Medizin eine große Bedeutung hat. Es kann die wichtigsten Mineralien und Spurenelemente enthalten und in ionisierter Form abgeben, je nach Zusammensetzung in unterschiedlichen Anteilen: Kalium, Kalzium, Magnesium, Eisen, Zink, Kupfer, Molybdän, Selen, Mangan, Lithium Germanium etc.

- **Magnesium.** Reines metallisches Magnesium erniedrigt das Redoxpotential und erhöht den pH-Wert des Wassers.

- **Magnetisches Eisen bzw. Magnetit.** Magnete brechen die Clusterstrukturen des Wassers auf, machen es weicher und für den Körper besser verwertbar.

Anwendungen

Die Wasserionisierung mit Mineralien ist auf verschiedene Weise möglich. Die einfachste Methode ist, das Wasser auf die Wasserkeramikkugeln zu gießen und einige Zeit einwirken zu lassen. Die Wasserkeramikkugeln werden so in kleinen Containern mit Löchern angeboten, die in Trinkflaschen gelegt werden, oder in der Form von hohlen, mit Wasserkeramik gefüllten, gelochten Stäben, mit denen das Wasser in einem Glas gerührt werden kann. Komfortabler sind Filter, in denen die Wasserkeramikkugeln in der optimalen Reihenfolge geschichtet sind und durch die das Wasser fließt, so dass basisches Aktivwasser sofort und auch in größerer Menge verfügbar ist.

Geschmacksunterschiede

Der Feinschmecker wird den Unterschied zwischen einem »elektrisch« und einem »mineralisch« hergestellten basischen Aktivwasser sofort schmecken. Auch wenn die technischen Messwerte wie Redoxpotential und pH-Wert identisch sind, wird der Geschmack des »mineralisch« hergestellten basischen Aktivwassers oft mit »rund«, »voll« oder »warm« beschrieben, das »elektrisch« hergestellte basische Aktivwasser im Gegensatz dazu als »kühl«, »klar« oder auch »technisch«; die Attribute »weich« und »süffig« erhalten beide Wässer.

Es kann also durchaus als eine »Geschmacksfrage« bezeichnet werden, ob einem »elektrischen« oder einem »mineralischen« basischen Aktivwasser der Vorzug gegeben wird.

Kapitel 13

Physikalische Eigenschaften des ionisierten Wassers

Obwohl das H_2O-Molekül so einfach erscheint, hat eine ebenso einfach erscheinende physikalische Veränderung seiner physikalischen Eigenschaften – die elektrische und räumliche Trennung des H_2O-Moleküls in ein negativ geladenes OH^- -Molekül und ein positiv geladenes, freies Proton H^+, einschneidende, tiefgreifende und messbare Auswirkungen auf seine Struktur und damit auch auf seine Umwelt. Diese Veränderung findet in der Natur in geringem Maße als natürliche Dissoziation des Wassers ebenfalls statt, nur werden die Endprodukte nicht räumlich getrennt und verbinden und neutralisieren sich gegenseitig mehr oder weniger sofort.

Der pH-Wert

Basisches Aktivwasser aus einem Durchfluss-Wasserionisierer hat einen pH-Wert (ohne Salzzugabe) zwischen ca. pH 8 und maximal pH 10,5, das gleichzeitig produzierte saure Oxidwasser einen pH-Wert zwischen ca. pH 6 und pH 3, wobei dieser Wert vor allem davon abhängig ist, ob in dem Ausgangswasser saure Mineralien (Chlor, Schwefel ...) enthalten sind.

Der erzielte pH-wert ist abhängig von 3 Faktoren. Die an den Elektroden anliegenden Spannung, die Leitfähigkeit des Wassers und die Aufenthaltsdauer in der Elektrodenkammer beeinflussen den pH-Wert: Je höher die Spannung, je höher

die Leitfähigkeit und je länger der Aufenthalt des Wassers in der Elektrodenkammer ist, desto höher wird er.

So kann der pH-Wert noch wesentlich gesteigert bzw. gesenkt werden, indem die Leitfähigkeit des Wasser z.B. durch die Zugabe von Mineralien oder Salzen erhöht wird. Zur Herstellung von hoch basischem bzw. stark saurem »Konzentrat« bis pH 13 bzw. pH 1 werden deshalb spezielle Durchfluss-Ionisierer verwendet, bei denen dem Eingangswasser eine Salzlösung zudosiert wird, oder Topfgeräte, in denen Salz aufgelöst werden kann.

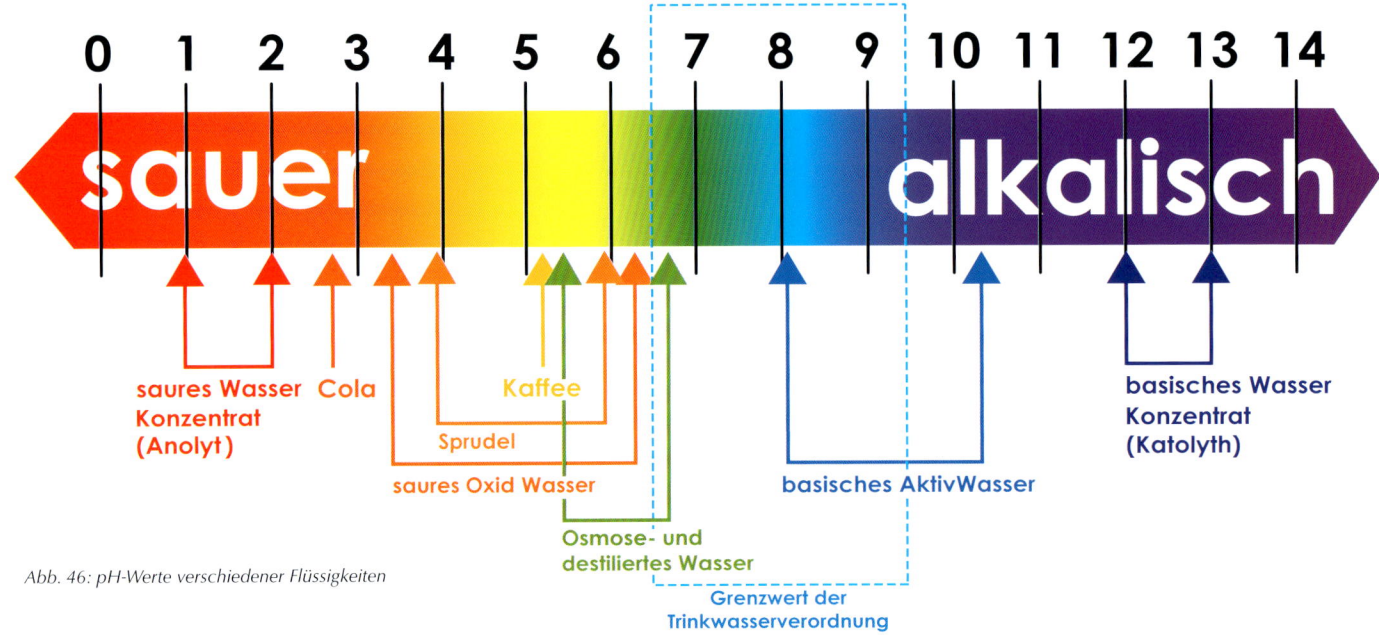

saures Wasser
Konzentrat
(Anolyt)

Cola

Kaffee

Sprudel

saures Oxid Wasser

Osmose- und
destiliertes Wasser

basisches AktivWasser

basisches Wasser
Konzentrat
(Katolyth)

Grenzwert der
Trinkwasserverordnung

Abb. 46: pH-Werte verschiedener Flüssigkeiten

Das Redoxpotential

Basisches Aktivwasser hat ein stark negatives, saures Oxidwasser ein stark positives Redoxpotential. Wie hoch bzw. niedrig das Redoxpotential des basischen Aktivwassers ist, hängt ebenfalls von vielen Faktoren ab, u.a. der Leitfähigkeit des Wassers und der Stärke der an den Elektroden anliegenden Spannung, aber auch der Form der Elektroden und weiteren Faktoren.

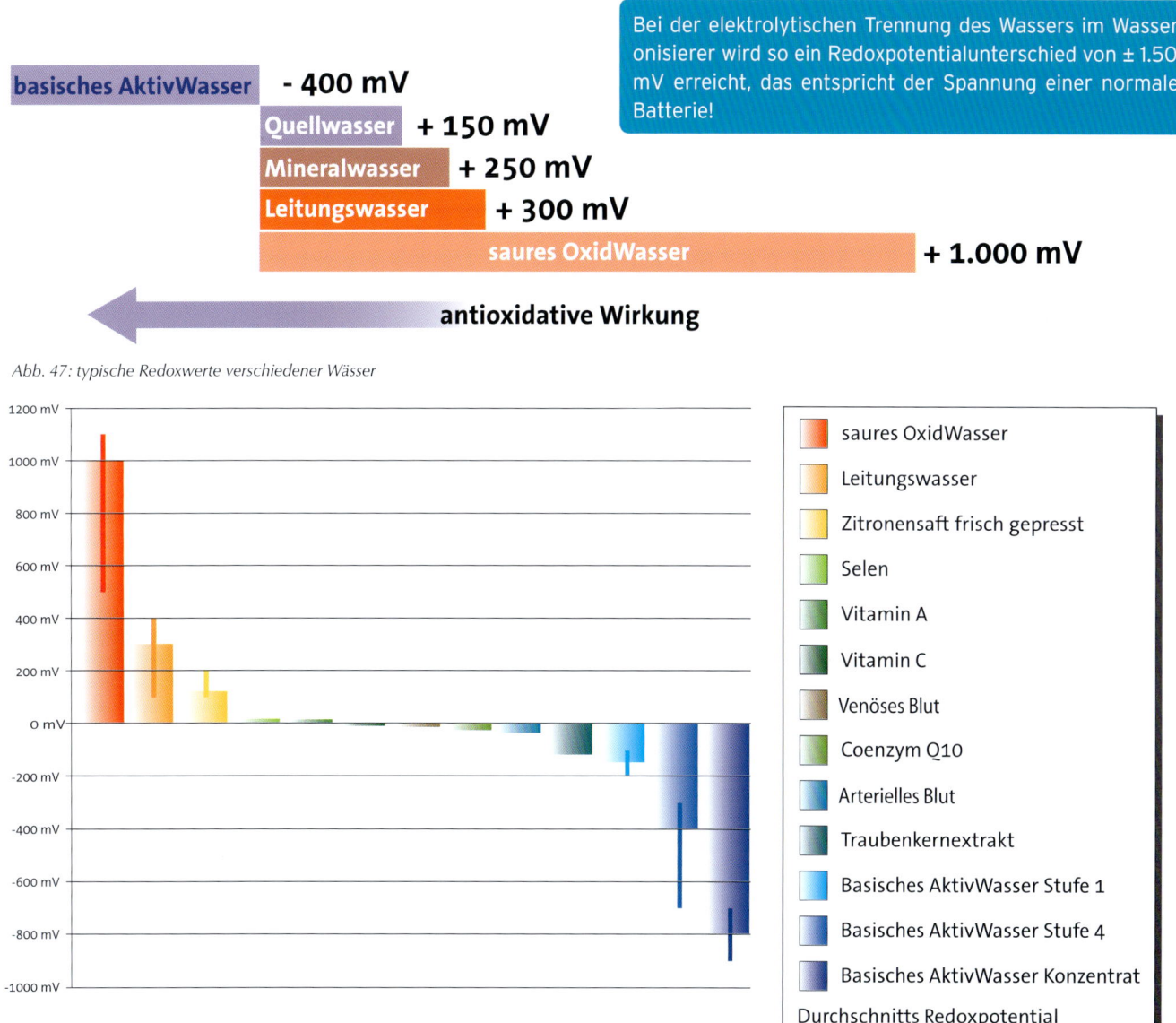

Bei der elektrolytischen Trennung des Wassers im Wasserionisierer wird so ein Redoxpotentialunterschied von ± 1.500 mV erreicht, das entspricht der Spannung einer normalen Batterie!

basisches AktivWasser — - 400 mV

Quellwasser — + 150 mV

Mineralwasser — + 250 mV

Leitungswasser — + 300 mV

saures OxidWasser — + 1.000 mV

antioxidative Wirkung

Abb. 47: typische Redoxwerte verschiedener Wässer

- saures OxidWasser
- Leitungswasser
- Zitronensaft frisch gepresst
- Selen
- Vitamin A
- Vitamin C
- Venöses Blut
- Coenzym Q10
- Arterielles Blut
- Traubenkernextrakt
- Basisches AktivWasser Stufe 1
- Basisches AktivWasser Stufe 4
- Basisches AktivWasser Konzentrat

Durchschnitts Redoxpotential in milliVolt mit Abweichungen

Abb. 48: Redoxpotential ausgewählter Stoffe

Kleine Wassercluster

Die Größe der Wassercluster - d.h. die Anzahl der Wassermoleküle pro Wassercluster - ist sehr unterschiedlich. Cluster im Leitungswasser können viele hundert Moleküle beinhalten, im Quell- und Bachwasser sind sie sehr klein, ebenso in ionisiertem Wasser aus einem Wasserionisierer. Die Anzahl der Wassercluster kann mit der sog. NMR-Analyse *(Nuclear Magnetic Resonance = Kernresonanzspektroskopie)* durch die Messung der Resonanzfrequenzen festgestellt und berechnet werden. Basisches Aktivwasser resoniert bei 53 Hz – auf der gleichen Frequenz wie eine lebende menschliche Zelle.

Hexagonale (sechseckige) Wassermole-küle sind – wie koreanische Forschungen[4] zeigen – eine der Grundvoraussetzungen einer gesunden Zellumgebung. Diese Forschungen zeigen, dass hexagonales Wasser wesentlich höhere Lösungs-, Energie- und Transportkapazitäten besitzt wie »normales« Wasser und dass die prozentuale Menge des hexagonalen Wassers im Körper parallel zur gefühlten und biologischen Alterung des Menschen abnimmt. In Gegenden wo Menschen gesund und langsam altern gibt es sehr viel hexagonales Wasser.

Hexagonales, kleinclustriges Wasser kommt in der Natur z.B. aus bestimmten artesischen Brunnen oder Quellen oder als Gletscherwasser vor, technisch kann es durch bestimmte Formen der langandauernden Verwirbelung oder eben durch Ionisierung hergestellt werden.

Ionisiertes Wasser aus einem Wasserionisierer – sowohl das basische Aktivwasser als auch das saure Oxidwasser – ist ein Wasser mit einem sehr hohen Anteil an hexagonalen Wasserstrukturen.

---

[4] *Prof. Dr. Mu Shik Jhon (1932-2004)* beschreibt in seinem Buch »Hexagonales Wasser« die Bedeutung der wissenschaftlichen Forschungsergebnisse über die Wasserstrukturen. *Prof. Jhon* war einer der der angesehensten koreanischen Wissenschaftler, u.a. als Leiter des Koreanischen Zentrums für Molekularwissenschaften, als Gastprofessur in Utah, Paris, Kyoto und Florida und als Träger des Koreanischen Presidential Award of Science, der höchsten wissenschaftlichen Auszeichnung in Korea. Leider fristet diese Art der Wasserforschung – eine Grundlagenforschung für Medizin, Biologie und Technik – im deutschsprachigen Raum ein Schattendasein.

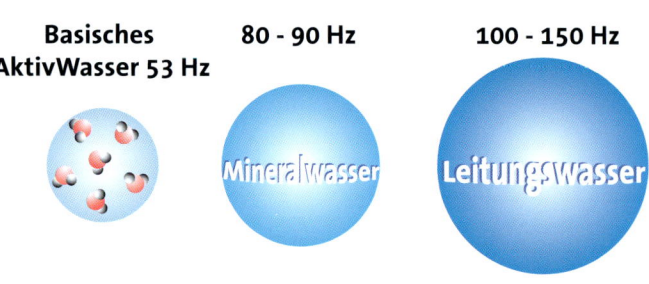

Basisches AktivWasser 53 Hz **80 - 90 Hz** **100 - 150 Hz**

Abb. 49: Wasserclustergrößenmessung durch Kernresonanzspektroskopie

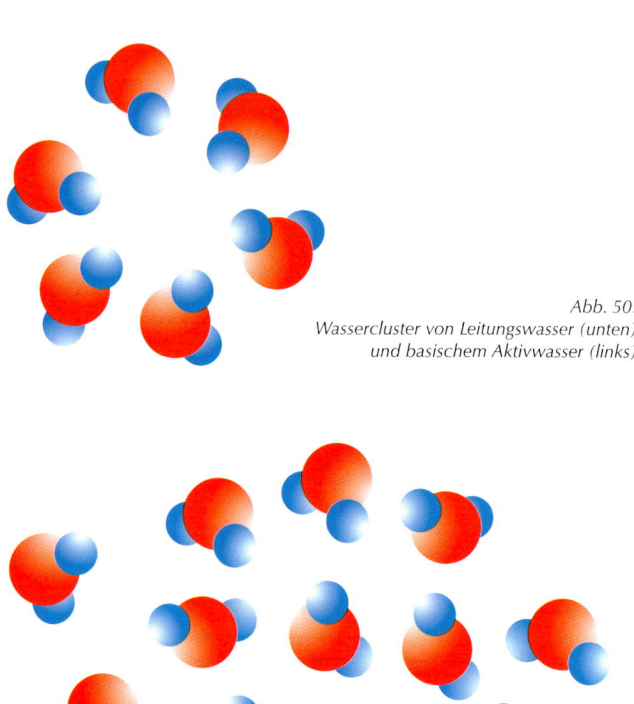

Abb. 50:
Wassercluster von Leitungswasser (unten)
und basischem Aktivwasser (links)

Wie ionisiertes Wasser entsteht (Ein Kapitel für Spezialisten)

Bei einem elektrischen Wasserionisierer passiert Folgendes:

An der **negativen Elektrode** des Wasserionisierers werden Elektronen ins Wasser abgegeben. Diese Elektronen lagern sich an den eigentlich positiv geladenen Mineral-Ionen (Kalzium Ca^{++}, Magnesium Mg^+ etc.) an, so dass diese negativ geladen werden. Gleichzeitig werden die negativ geladenen sauren Mineral-Ionen (Chlor Cl^-, Nitrat NO_3^-, Schwefel S^- etc.) durch die selektive Membran in die andere Hälfte der Ionisierungseinheit »vertrieben«.

Parallel dazu werden H_2O-Moleküle in H^+ und OH^- aufgespalten. Es entstehen also OH^--Ionen und es wird positiv geladener Wasserstoff H^+ frei. Ein Teil dieses positiv geladenen Wasserstoffs perlt als Wasserstoff-Gas H_2 aus dem Glas, ein anderer Teil wird von den jetzt mit überschüssigen Elektronen negativ geladenen basischen Mineralien angezogen und an sie gebunden. Es entsteht praktisch eine »Elektronenwolke«, die basische Mineralien und Wasserstoff umgibt und zusammenbindet. So wird auch der Wasserstoff negativ geladen und aktiviert, es entsteht der sogenannten »**Aktive Wasserstoff**«.

Aktiver Wasserstoff gilt als das wirksamste Antioxidans, da Wasserstoff das kleinste Atom ist und so sehr viele Elektronen auf kleinstem Raum transportieren kann. Wenn ein Wasserstoff-Atom mit 1 g/mol ein Elektron transportiert, ist das pro Gramm ca. 180 mal so viel wie Vitamin C mit 176 g/mol.

Professor Patrick Flanagan, der Pionier der Microclusterforschung, hat ein Verfahren entwickelt, basische Mineralien mit aktivem Wasserstoff in Pulverform zu konzentrieren. Auch die Wirkung dieses »Active-H« genannten Präparates beruht auf der antioxidativen Kraft des aktiven Wasserstoffs.

An der **positiven Elektrode** des Wasserionisierers herrscht extremer Elektronenmangel. Dadurch werden die negativ geladenen sauren Mineralien (Chlor, Nitrat, Phosphat etc.) oxidiert, d.h. ihnen werden Elektronen entzogen, so dass sie dann positiv geladen sind. Außerdem werden H_2O-Moleküle in H^+ und OH^- aufgespalten, dabei wird den OH^--Ionen aber durch den Elektronenmangel das Elektron entzogen.

Der Wasserstoff wird positiv geladen und kann sich von dem Sauerstoff O lösen, der sich teilweise als Gas O_2 verflüchtigt. Durch diesen extremen Elektronenmangel, durch die positiv geladenen sauren Mineralien, insbesondere die dabei bei Vorhandensein von Chlorid entstehende hypochlorige Säure HClO, den teilweise freien Sauerstoff und den positiv geladenen Wasserstoff ist saures Oxidwasser ein sehr starkes Oxidationsmittel.

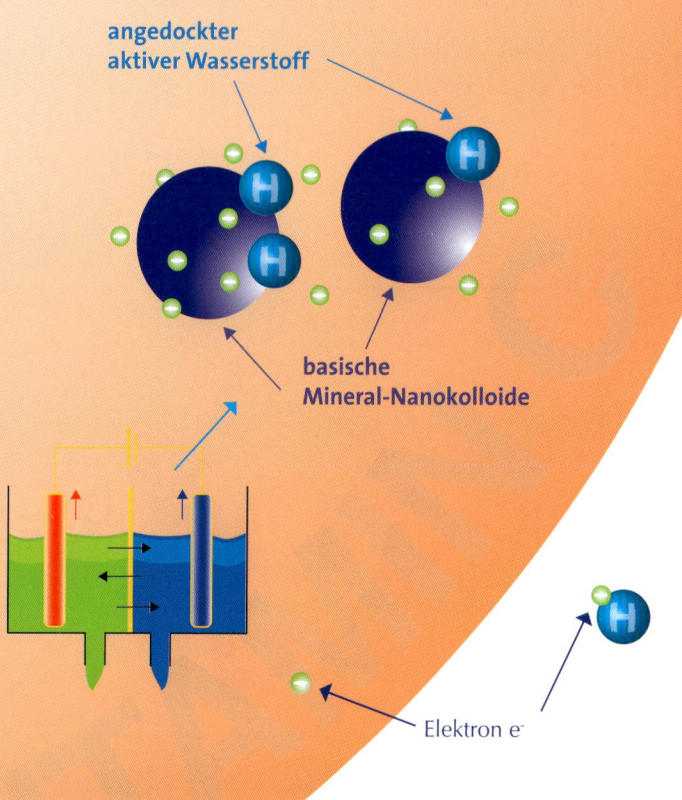

angedockter aktiver Wasserstoff

basische Mineral-Nanokolloide

Elektron e^-

Abb. 51: Mineral-Nanokolloide in einer Elektronenwolke und das Größenverhältnis von einem aktiven Wasserstoff und einem Vitamin-C-Molekül mit einem freien Elektron.

Kapitel 14

Biologische Eigenschaften des basischen Aktivwassers

Durch seine physikalischen Besonderheiten hat basisches Aktivwasser auch besondere Wirkungen. Als tägliches Trinkwasser genutzt, verändert es allmählich die Struktur des Körperwassers – der Lymphe und der Bindegewebsflüssigkeit – und damit auch die Struktur und den Gesamtzustand des Körpers. Körpereigene Abläufe und Mechanismen werden verändert bzw. werden wieder ermöglicht.

So wird die Grundlage gelegt für einen effizienten Stofftransport im Körper und eine ausreichende Versorgung mit freien Elektronen.

Chemische und physikalische Basen bzw. Säuren

Wichtig für die biologische Wirkung ist, dass basisches Aktivwasser und saures Oxidwasser physikalisch hergestellte Lösungen sind. Dies bedeutet, dass der pH-Wert auf physikalischem und nicht auf chemischem Wege, also durch die Zugabe von Chemikalien bzw. Mineralien, geschieht. Die OH^- - bzw. H^+ - Ionen sind deshalb »frei«, sie haben keine »korrespondierende« Chemikalie im Wasser.

Zur Verdeutlichung: Wenn auf chemischem Wege basisches Wasser erzeugt wird, also durch die Zugabe beispielsweise von Natriumcarbonat Na_2CO_3, dann gibt dies folgende Reaktion:

$$Na_2CO_3 + H_2O => 2Na^+ + HCO_3^- + OH^- <=>$$
$$Na_2CO_3 + NaOH.$$

Hier entsteht zwar die starke Base Natronlauge NaOH und die nicht ganz so starke Base Natriumhydrogencarbonat $NaHCO_3^-$, aber es entstehen keine »freien« OH^- - Ionen wie sie sich bei der elektrolytischen Trennung von H_2O in OH^- und ausgasendes Wasserstoffgas H_2 bilden.

Im Körper macht dies einen entscheidenden Unterschied aus: Während NaOH oder jede andere »chemische« Base die Magensäure HCl neutralisiert, indem ein Salz NaCl gebildet wird:

$$NaOH + HCl <=> Na^+ + Cl^- + H_2O <=> \textbf{NaCl} + H_2O,$$

bleibt bei einem freien OH^- - Ion die Magensäure unangetastet, da das Chlor mit einem OH^- - Ion kein Salz bilden kann:

$$OH^- + HCl <=> OH^- + H^+ + Cl^- <=> \textbf{Cl}^- + H_2O.$$

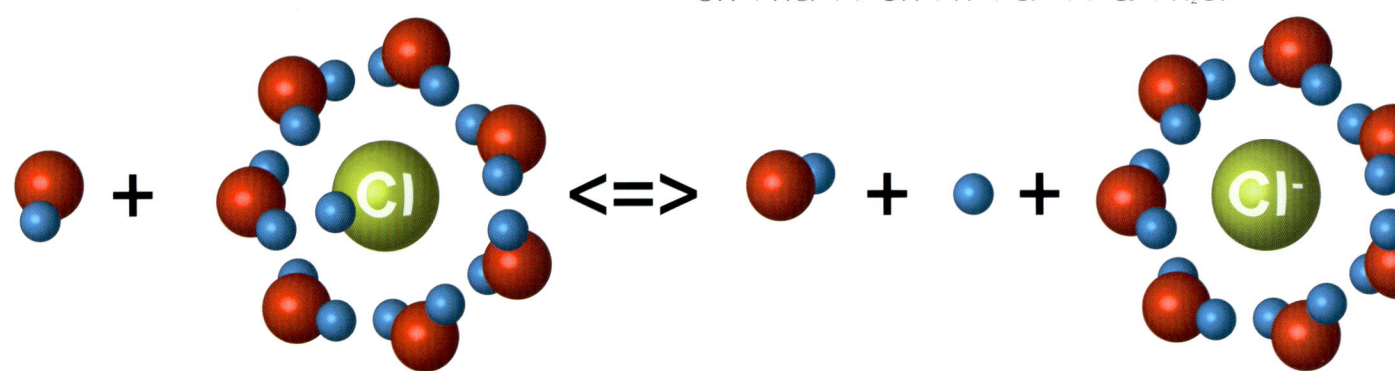

Abb. 52: $OH^- + HCl <=> OH^- + H^+ + Cl^- <=> H_2O + Cl^-$

Basisches Aktivwasser reguliert die Magensäure

In Japan und Korea wird das Trinken von basischem Aktivwasser allgemein bei **Verdauungsproblemen** aller Art empfohlen.

Wenn basisches Aktivwasser getrunken wird, gelangt es als erstes in den Magen. Basisches Aktivwasser reguliert nun die Magensäure, indem es den H^+-Ionen-Überschuss etwas reduziert. Dadurch wird bei Menschen mit zu viel Magensäure der Säureüberschuss reduziert (ohne aber die Magensäure HCl chemisch zu neutralisieren), bei Menschen mit zu wenig Magensäure werden die Belegzellen dadurch zu erhöhter HCl-Produktion angeregt und so der Säurespiegel erhöht.

Basisches Aktivwasser entlastet die Bauchspeicheldrüse

Insbesondere morgens »schlafen« die Belegzellen noch und werden von Wasser, das ohne Zusatzstoffe wie Kohlensäure, Zucker oder Geschmacksstoffe direkt zum Pförtner am unteren Magenende gelangt, nicht aktiviert. Dies ist wichtig, denn die Magensäure »schluckt« die meisten OH^- - Ionen.

Ein leerer Magen ist – eine funktionierende Magenmuskulatur vorausgesetzt – ein 20 cm langer Schlauch, der sich erst ausweitet wenn »verdauungsbedürftiger« Inhalt hineinkommt. Der Pförtner ist der Schließmuskel, der den Magen vom Darm trennt. Er erkennt, dass reines Wasser nicht »verdauungsbedürftig« ist und öffnet sich, so dass das basische Aktivwasser direkt in den Dünndarm gelangen kann.

Der Dünndarm wird so einerseits hydratisiert, andererseits wird die **Bauchspeicheldrüse entlastet.**

Die Bauchspeicheldrüse hat ja die Funktion, den sauen Speisebrei durch das Einspritzen von basischem Sekret zu neutralisieren – sie ist der Gegenspieler der Belegzellen des Magens und produziert aus dem Natriumbicarbonat $NaHCO_3$ des Blutes und Wasser H_2O Natronlauge $NaOH$, so dass im Blut Kohlensäure H_2CO_3 übrig bleibt:

Durch diese Reaktion wird der pH-Wert des Blutes gesenkt. Der niedrigere Blut-pH-Wert ist z.B. der Grund, dass wir nach dem Essen müde werden.

Durch das Trinken von basischem Aktivwasser – insbesondere am Morgen auf leeren Magen – wird der Dünndarm basischer, die Bauchspeicheldrüse benötigt weniger Natronlauge und es entsteht weniger Kohlensäure im Blut. So wird das typische **Leistungstief nach dem Essen reduziert** oder eliminiert.

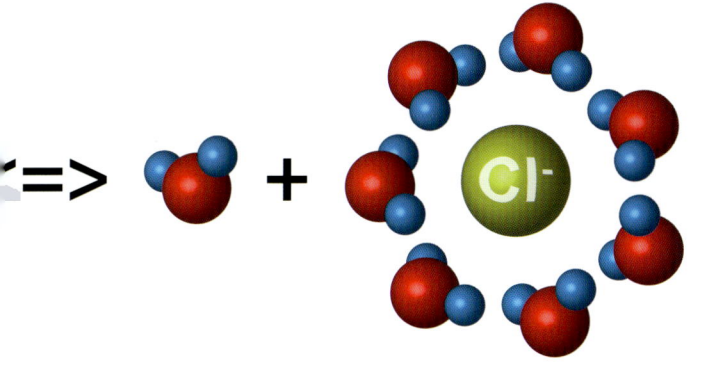

Basisches Aktivwasser ist ein Antioxidans

Durch das stark negative Redoxpotential ist basisches Aktivwasser ein **starkes Reduktionsmittel bzw. Antioxidans**. Japanische Forscher beweisen, daß basisches Aktivwasser mit einem Redoxpotential von -100 bis -700 mV mit seinen überschüssigen Elektronen die freien Radikale im Körper neutralisieren und so ihre Einwirkung auf gesunde Körperzellen verhindern kann.

Basisches Aktivwasser ist Energiewasser

Elektronen sind eine physikalische Form von Energie. Wenn wir Wasser mit Elektronenmangel (wie z.B. Mineral- oder Leitungswasser) trinken, muss der Körper dem Wasser Elektronen zuführen bevor er es aufnehmen kann. Leidet der Körper unter Energie- bzw. Elektronenmangel und kann das Wasser nicht energetisieren, kann er das Wasser nicht aufnehmen – es passiert den Körper ungenutzt.

So können wir zwar viel Wasser trinken, der Körper nimmt aber nur die kleinstmögliche Menge auf, da Wasseraufnahme für ihn Energieverlust bedeutet. Vielleicht ist eine Ursache für das Verschwinden des Durstgefühls bei Senioren, dass ihr Körper »frustriert« ist durch jahrelanges Trinken von unverwertbarem Wasser und dass er gelernt hat, dass Wassertrinken ihn viel Energie kostet, mit der er – insbesondere im Alter – sparsam haushalten muss.

Der Zuwachs an Energie, der durch das Trinken von elektronenreichem basischem Aktivwasser geschieht, lässt sich durch bildgebende Verfahren wie z.B. die Kirlianfotografie sehr gut darstellen. Auch alle Körpermessgeräte, die auf der Basis von Hautwiderstandmessungen an den Akupunkturpunkten die Leitfähigkeit der Körpermeridiane messen (z.B. Elektroakupunktur nach Voll) zeigen nach dem Trinken von basischem Aktivwasser oft innerhalb weniger Minuten eine eindeutige positive Reaktion und Verbesserung.

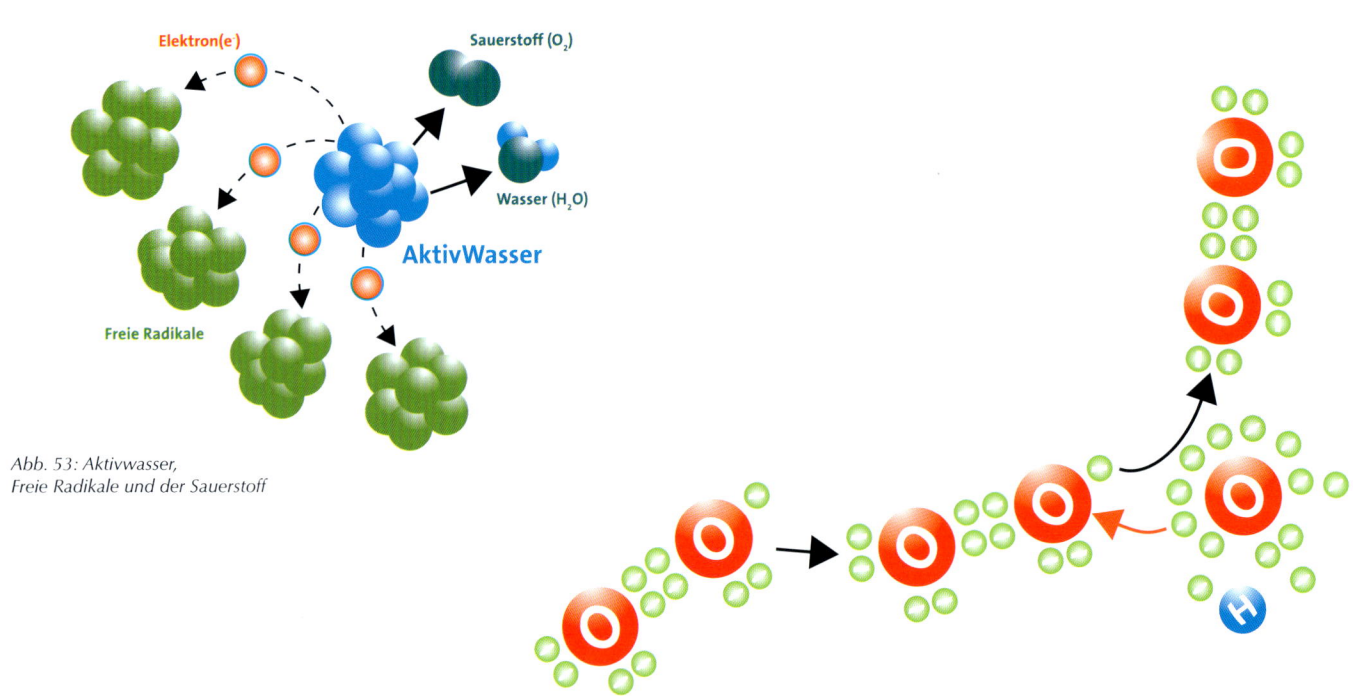

*Abb. 53: Aktivwasser,
Freie Radikale und der Sauerstoff*

*Abb. 54: Ein oxidiertes Sauerstoffradikal wird von einem
basischen Aktivwasser Molekül reduziert*

Basisches Aktivwasser und antioxidative Diät

Die positive Wirkung von Antioxidantien ist unumstritten. Es zeigt sich aber, dass vor allem natürliche Antioxidantien wirken, während künstliche (z.B. Ascorbinsäure) oft nur unzureichend wirksam sind. Vitaminreiche Kost ist deshalb eine unerlässliche Quelle der Gesundheit. Leider lässt – bedingt durch die negativen (sauren) Umwelteinflüsse – der Vitamingehalt in Gemüse und Obst immer mehr nach und eine Weiterverarbeitung senkt ihn noch zusätzlich.

Die Stärke einer antioxidativen bzw. reduzierenden Wirkung ist auch abhängig vom Molekulargewicht des Antioxidants bzw. Reduktionsmittels: Sie ist umso stärker, je kleiner das Molekulargewicht ist. Trägt ein Wassermolekül mit dem Molekulargewicht 18 ein Elektron, ist die Elektronendichte wesentlich höher als wenn bei gleicher Konzen-tration ein Vitamin-C-Molekül mit dem Molekulargewicht 176 jeweils ein Elektron mitbringt.

Vergleich der Molekulargewichte	
Stoff	Molekulargewicht
Basisches Aktivwasser	18
Beta - Carotin	150
Vitamin E	153
Vitamin C	176

Basisches Aktivwasser fördert eine gesunde Darmflora

Eine gesunde Flora des Dünndarms ist eine wesentliche Voraussetzung für eine funktionierende Nährstoffaufnahme, ein intaktes Immunsystem und insgesamt eine gute Gesundheit.

Im oberen Teil des Dünndarms besteht die Darmflora vor allem aus verschiedenen basophilen (Basen liebenden) Bakterienstämmen, die symbiontisch für die Aufschlüsselung und Verwertung der aufgenommenen Nahrung sorgen. Sie werden vor allem durch Antibiotika zerstört, aber auch ein dauerhaft zu saures Milieu kann sie schwächen und die Ansiedlung von *acidophilen* (Säuren liebenden) Pilzen fördern. Ein saures Milieu entsteht vor allem durch eine »normale« – nämlich säure-überschüssige – Ernährung, die zu einem Mangel an Natriumbicarbonat im Blut führt.

Die Bauchspeicheldrüse ist so überfordert bzw. kann den aus dem Magen kommenden sauren Speisebrei nicht vollständig neutralisieren, so dass sich das Darmmilieu in den sauren Bereich verschiebt. Trinken von basischem Aktivwasser trägt so auch zu einer **stabilen Darmgesundheit** bei und damit zu einem **stabilen Immunsystem.**

Basisches Aktivwasser fördert die Durchblutung

Die roten Blutkörperchen (Erythrozyten) sind im gesunden Zustand elektrisch negativ geladen, dadurch stoßen sie sich gegenseitig ab und verklumpen nicht. In einem übersäuerten Organismus werden überschüssige Wasserstoffatome auch an diese Erythrozyten angelagert und neutralisieren die Elektronen, so dass die Erythrozyten keine Ladung mehr haben. Im neutralen Zustand stoßen sie sich nicht mehr ab und verklumpen, so dass das Blut dickflüssiger wird.

Dieser Effekt entsteht auch durch Mikrowellenstrahlung - z.B. durch intensive Mobilfunknutzung.

Durch das Trinken von basischem Aktivwasser erhalten die Erythrozyten in relativ kurzer Zeit - teilweise in wenigen Stunden - ihre elektrische Ladung wieder zurück, die Verklumpung wird aufgehoben, die Durchblutung verbessert. Auch ein zu **hoher Blutdruck** kann dadurch gesenkt werden, was durch die »Verdünnung« des Blutes und den Abbau von Arterien»verkalkung« (Plaques) erklärt werden kann.

Basisches Aktivwasser strafft das Bindegewebe

Übersäuertes Bindegewebe ist die Ursache vieler Haut- und Unterhautprobleme. Durch das Trinken von basischem Aktivwasser erhöht sich der pH-Wert des Bindegewebes – diesen Prozess können Sie durch das Messen des Speichel-pH-Wertes verfolgen. Auch werden die Kapillaren geöffnet und das Bindegewebe dadurch besser mit Sauerstoff und Nährstoffen versorgt.

Durch di**e Straffung des Bindegewebes** und die damit verbundene bessere Durchblutung werden auch die Hautzellen von innen besser versorgt und befeuchtet. Dies hat direkte Auswirkungen auf das **Hautbild**: Die Haut trocknet nicht so schnell aus, bleibt elastischer und bildet weniger Falten. Dadurch wird z.B. auch die Anfälligkeit für **Sonnenbrand** gemindert.

Weiterhin bildet sich durch die Straffung und bessere Durchblutung des Bindegewebes auch **Cellulite** zurück bzw. entsteht nicht so schnell. Cellulite ist ja eine Verformung der tieferen Schichten des Unterhaut- und Bindegewebes, die in der Regel therapieresistent ist, d.h. durch keine Behandlung, Creme, Massage oder auch Fettabsaugung wirklich beseitigt bzw. geglättet werden kann.

Basisches Aktivwasser stoppt Karies

Karieserkrankungen werden – trotz verbesserter Zahnhygiene, elektrischen Zahnbürsten und antikariösen und fluoridierten Zahncremes – immer häufiger. Nur noch ein Prozent der Erwachsenen in Deutschland haben keine Karies im Mund. Karies entsteht durch Bakterien – z.B. Streptococcus mutans –, die Zucker und einfache Kohlenhydrate zu Säuren abbauen. Da diese Bakterien selbst ebenfalls eine saure Umgebung bevorzugen, fühlen sie sich in saurem Speichel sehr wohl. Wird der Speichel basischer – was bei regelmäßigem Trinken von basischem Aktivwasser und eingeschränktem Zucker- und Weißmehlkonsum in der Regel der Fall ist - wir das Milieu für die kariesbildenden Bakterien »ungemütlich«, so dass sie sich nicht mehr gut entwickeln können und auch ihre Stoffwechseltätigkeit und damit die Produktion von Säuren reduziert wird.

Basisches Aktivwasser verhindert Rost

Basisches Aktivwasser kann als wirksame Rostverhinderung eingesetzt werden, wie unten stehendes Bild zeigt: Stahlwolle in normalem Wasser rostet, während sie in basischem Aktivwasser unversehrt bleibt.

Freie Elektronen werden auch in der Technik zur Rostverhinderung eingesetzt: So wird bei Stahlschiffen der gesamte Schiffsrumpf leicht negativ geladen, indem zwischen ihm und einem positiv geladenen Nichteisenmetall, das ins Wasser gehängt wird – der sogenannten »Opferanode« – eine elektrische Spannung aufgebaut wird. Der Schiffsrumpf hat so immer genügend freie Elektronen und rostet nicht. Sobald die Opferanode aufgebraucht ist, verrostet ein Stahlschiff im Meerwasser im Handumdrehen.

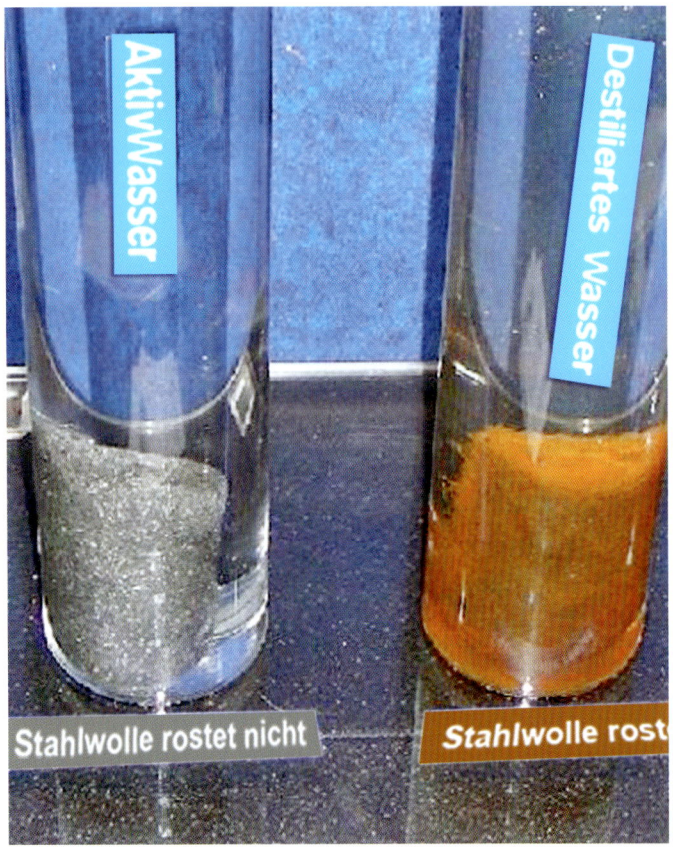

Abb. 56: Basisches Aktivwasser verhindert Rost

Basisches Aktivwasser ist Sauerstoffwasser

In basischem Aktivwasser liegt bei pH 8 eine zehnfache, bei pH 11 eine zehntausenfache Konzentration an OH^--Ionen vor. Diesen OH^--Ionen fehlt jeweils ein Wasserstoffatom, es herrscht also ein **Überschuss an Sauerstoff**. Dieser im Aktivwasser gespeicherte Sauerstoff dient dem Körper als jederzeit verfügbares **Sauerstoffdepot** und kann durch die unten abgebildete Eigenreaktion als Sauerstoffgas O_2 abgerufen werden. Bei einer Reaktion von 4 OH^--Ionen zu zwei H_2O Molekülen wird nicht nur ein Molekül Sauerstoffgas O_2 gebildet, sondern es bleiben auch 4 Elektronen »übrig«, d.h. es ist eine energieerzeugende Reaktion die freie Radikale im Körper puffern kann.

Wenn durch dauerhaftes Trinken von Aktivwasser die Lymphe also einen basischen pH-Wert hat, enthält sie einen jederzeit – z.B. für sportliche Aktivitäten – abrufbaren Sauerstoffvorrat.

Die Tatsache, dass basisches Wasser ein nicht-oxidierendes, reduzierendes Sauerstoffdepot ist, hat jedem von uns schon das Leben gerettet. Ein heranwachsender Fötus im Mutterleib schwimmt in dem basischen Fruchtwasser, so dass ein Kind bei der Geburt einen durch und durch basischen Körper hat – aus gutem Grund:

Da mit der Durchtrennung der Nabelschnur ja auch die Sauerstoffversorgung durch das Mutterblut schlagartig entfällt, die Lunge aber noch nicht ihre volle Funktionsfähigkeit erlangt hat sondern sich erst langsam entfalten muss,

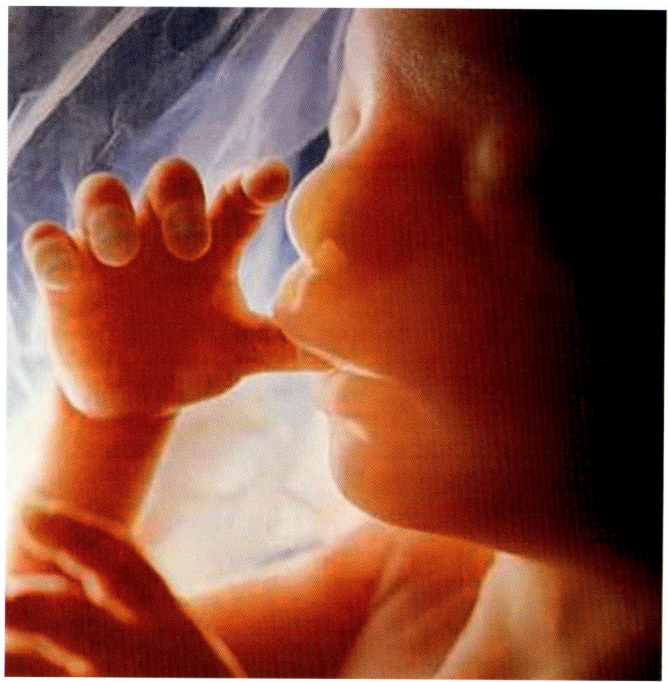

Abb. 57: Der heranwachsende Fötus schwimmt in basischem Wasser

würde ein Kind nach der Geburt sofort ersticken wenn es nicht Sauerstoff aus seiner basischen Körperflüssigkeit generieren könnte.

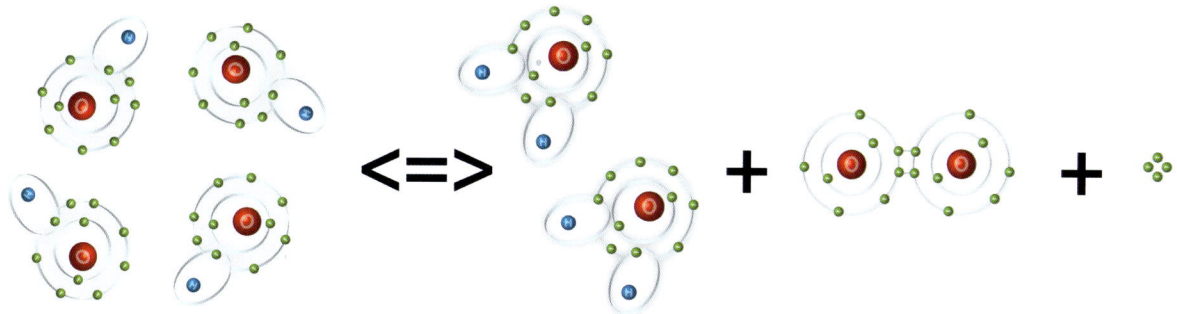

Abb. 58: Basisches Aktivwasser stellt zusätzlichen Sauerstoff und zusätzliche Elektronen zur Verfügung

Kapitel 15

Biologische Eigenschaften des sauren Oxidwassers

Saures Oxidwasser ist bei elektrischen Wasserionisierern ein »Abfallprodukt«.

Die russischen Forscher nannten es »Wasser des Todes« und drückten damit aus, dass es lebensfeindlich wirkt bzw. bestimmte Organismen – nämlich Mikroorganismen – abtötet. Insbesondere wenn das saure Oxidwasser in speziellen Geräten mit Zugabe von Salz hergestellt wird, erhält es stark desinfizierende und antibiotische Eigenschaften. Es wird dann »Anolyt« genannt, da es ja an der Anode der Elektrolysekammer entsteht.

Anolyt ist ein Oxidations- und Desinfektionsmittel

Durch seinen Überschuss an H^+-Ionen ist saures Oxidwasser ein Oxidationsmittel, d.h. es raubt anderen Molekülen Elektronen und damit Energie. Durch diesen Energieraub werden einzellige Organismen geschwächt und schlussendlich abgetötet. Diese Eigenschaft des sauren Oxidwassers macht es wirksam gegen viele Mikroorganismen, die das menschliche Immunsystem angreifen.

Stark saures, mit der Zugabe von Kochsalz NaCl hergestelltes Oxidwasser (Anolyt) hat drei Mechanismen, mit denen es Mikroorganismen abtötet:

1. Mit einem Redoxpotential über +1.000 mV greift es die Zellemembranen der Mikroorganismen an und oxidiert sie, so dass sie absterben.

2. Mit einem pH-Wert unter pH 3 zerstört es die durch die Oxidation geschwächten Zellwände

3. Mit aktivem Chlor werden Proteine denaturiert.

4. Die in der Anolyt-Produktion als Nebenprodukt entstehenden Radikale Hydroxy-Radikal HO und Wasserstoffperoxid H_2O_2 sind ebenfalls starke Oxidationsmittel, die die Zellwände angreifen.

Da Anolyt die Einzeller nicht »chemisch« angreift, sondern ihnen »nur« Elektronen raubt, können diese - anders als gegen chemische Antibiotika – kaum Resistenzen entwickeln.

Mit Anolyt können also wirksam, ohne Resistenzbildung und Nebenwirkungen, unter anderem die folgenden Mikroorgansimen bekämpft werden:

- **Staphylococcus aureus,** Bakterien die u.a. Lungenentzündungen und Hautinfektionen hervorrufen und bei ca. 25 % der Bevölkerung latent vorhanden sind.

- **Staphylococcus epidermis,** Bakterien die oft in Krankenhäusern vorkommen und nach Operationen bei Menschen mit geschwächtem Immunsystem lebensbedrohliche Entzündungen hervorrufen können. 70 % der Vorkommen sind inzwischen gegen Standard-Antibiotika resistent.

- **Pseudomonas aeruginosa,** ein ebenfalls weit verbreiteter Krankenhauskeim, der schwerwiegende Entzündungen hervorruft und gegen viele Antibiotika resistent ist.

- **Streptococcus mutans,** Bakterien in der Mundhöhle die Karies hervorrufen, da sie sich von Glucose ernähren und dabei Milchsäure ausscheiden, die das Zahnschmelz aufweicht. Die Kariesbakterien stellen dann ihre Ernährung auf Glucose aus dem Dentin um und vergrößern die entstandenen Löcher weiter.

- **Escherichia coli,** Bakterien die im Darm lebensnotwendig und nützlich sind, an anderen Stellen im Körper, beispielsweise in den Harnwegen, aber zu schwerwiegenden Erkrankungen führen können.

- **Enterokokken,** ebenfalls im Darm nützliche Bakterien, die aber auch beispielsweise bei infektiösen Operationswunden und bei Entzündungen am diabetischen Fuß auftreten.

- **Salmonellella enteritidis,** Bakterien die beim Menschen schwere Darmerkrankungen hervorrufen und Durchfälle und Übelkeit auslösen.

- **Salmonella typhi,** Bakterien die Typhus, eine fiebrige Erkrankung mit starkem Durchfall, hervorrufen.

- **Shigella flexneri,** Bakterien die die sog. Bakterienruhr hervorrufen, die oft durch blutigen Durchfall und starke Bauchschmerzen charakterisiert wird.

- **Trichophyton rubrum,** resistente Fadenpilze die schwere Hautkrankheiten hervorrufen.

- **Candida albicans,** Pilze die die sog. Kandidose oder Soor hervorrufen, die sich an den Schleimhäuten, an den Geschlechtsorganen, im Darm oder an der Haut zeigt. Candida albicans-Pilze sind bei ca. 3/4 aller Menschen vorhanden, werden aber durch ein funktionierendes Immunsystem in Schach gehalten

- **Herpes simplex,** Viren die die Herpes-Erkrankungen hervorrufen.

- **Polioviren,** die Erreger der Poliomyelitis bzw. Kinderlähmung.

- **Coxsackie-Viren,** die grippeähnliche Symptome hervorrufen und zu Hirnhaut- und Herzmuskelentzündungen führen können.

Der folgende Test wurde an der Kitatsato Uniersität – einer der bekanntesten japanischen Universitäten – durchgeführt: Mit Anolyt mit einem pH-Wert von pH 2,5, einem Redoxpotential von 1125 mV und einem Chlorgehalt von 40 ppm wurde die folgenden Mikroorganismen über die angegebene Zeitdauer behandelt, dann wurden sie neutralisiert und die verbleibenden Kolonien gezählt:

Bakterien / Zeit	Start	5 Sek	30 Sek	60 Sek	10 Min	30 Min	60 Min
Staphylococcus aureus	$4,5 \times 10^5$	2	0	0	0	0	0
Methizillin-resistente Staphyllococcus aureus	$1,4 \times 10^5$	10	0	0	0	0	0
Escherichia coli	$4,2 \times 10^5$	0	0	0	0	0	0
Pseudomonas aeruginosa	$8,2 \times 10^5$	0	0	0	0	0	0
Bacillus subtilis	$1,0 \times 10^5$	1000	1000	1000	1000	4	0

Pilze

	Start	5 Sek	30 Sek	60 Sek	10 Min	30 Min	60 Min
Trichophyton rubrum	$2,0 \times 10^3$	1	0	0	0	0	0
Candida albicans	$2,4 \times 10^3$	0	0	0	0	0	0

Viren

	Start	5 Sek	30 Sek	60 Sek	10 Min	30 Min	60 Min
Herpes	$4,0 \times 10^4$	0	0	0	0	0	0
Polio	$4,6 \times 10^4$	0	0	0	0	0	0
Coxsackie	$4,3 \times 10^4$	0	0	0	0	0	0

Dies bedeutet, dass bis auf den multiresistenten und omnipräsenten, aber ungefährlichen Bacillus subtilis alle Keime – auch multiresistente Krankenhauskeime - in maximal 30 Sekunden Einwirkungszeit abgetötet werden.

Als Vergleich wurde mit einigen Keimen die Wirkung von dem gängigsten Desinfektionsmittel Natriumhypochlorid NaClO, das u.a. zur Desinfektion von Schwimmbädern und in der Zahnmedizin zur Wurzelkanalbehandlung eingesetzt wird, ebenfalls mit einem Chlorgehalt von 40 ppm verglichen. Hier waren die Resultate wie folgt:

Bakterien \ Zeit	Start	5 Sek	30 Sek	60 Sek
Staphylococcus aureus	$4{,}5 \times 10^5$	2600	630	290
Methizillin-resistente Staphyllococcus aureus	$1{,}4 \times 10^5$	1900	250	10
Escherichia coli	$4{,}2 \times 10^5$	2000	8,5	0

Pilze				
Candida albicans	$2{,}4 \times 10^3$	1700	0	0

Viren				
Polio	$4{,}6 \times 10^4$	5,5	0	0

Anolyt in der medizinischen Praxis

Durch seine desinfizierenden, bakterien- und pilztötenden Eigenschaften kann Anolyt als wirksame und nebenwirkungsfreie Alternative zu chemischen Desinfektionsmitteln eingesetzt werden. Es wirkt durch direkten Kontakt zu den Bakterien und Pilzen und ist insbesondere nützlich bei der äußerlichen Behandlung von:

- Neurodermitis, auch bei Kindern
- Schuppenflechte
- juckender Haut
- Akne und anderen Hautunreinheiten
- Pilzerkrankungen der Haut
- Dermatosen
- Tonsilitis (Mandelentzündungen)
- schlecht verheilenden und offenen Wunden
- Hautverletzungen

- diabetischen Füßen
- Druckstellen z.B. durch zu langes Liegen
- empfindlichem Zahnfleisch und Zahnfleischerkrankungen

Wichtig ist, dass Anolyt hier immer äußerlich eingesetzt wird, also zum Spülen, Waschen, Gurgeln, Baden oder für Umschläge, und nur, so lange der Befall mit Mikroorganismen bzw. die Entzündung vorhanden ist.

Begleitet werden sollte die äußerliche Behandlung mit Anolyt immer von einer Entsäuerung von innen und dem Trinken von basischem Aktivwasser.

Bei starken Durchfallerkrankungen kann saures Oxidwasser für die Dauer der Erkrankung auch getrunken werden, wichtig ist dabei, dass relativ viel, mindestens ein großes Glas voll, auf einmal zügig getrunken wird, damit das Wasser auch den Darm erreicht und nicht im Magen »stecken« bleibt.

Anolyt in Tier- und Pflanzenzucht

In der Tierzucht wird Anolyt inzwischen in innovativen Betrieben sehr erfolgreich eingesetzt. Die Anwendungsgebiete sind vielfältig:

Wird Anolyt zu 3 bis 8 % dem Trinkwasser von Mast-Tieren – beispielsweise Schweinen – beigemischt, verbessert sich sowohl die Futterverwertung als auch Gesundheit und Fleischqualität, Antibiotika müssen selten bis nie eingesetzt werden.

Wird eine niedrigprozentige Anolytlösung im Stall vernebelt, vermindert sich der Keimdruck signifikant, die Luft wird besser, schlechte Gerüche verschwinden.

Kapitel 16

Antworten auf oft gestellte Fragen (FAQ)

In den vielen Jahren, in denen ich mich mit ionisiertem Wasser beschäftige, habe ich hunderte von Fragen zu Wirkung und Eigenschaften von basischem Aktivwasser und saurem Oxidwasser gestellt bekommen.

Ich hoffe, dass Sie hier auch Antworten auf Ihre Fragen finden.

Weitere und aktuelle Informationen finden Sie auch auf der Homepage **www.jungbrunnenwasser.de.** Dort können Sie auch Fragen stellen und mit anderen Leserinnen und Lesern diskutieren.

Wer kann und sollte basisches Aktivwasser trinken?

Grundsätzlich kann jeder basisches Aktivwasser trinken. Bei organischen Erkrankungen (z.B. Herzerkrankungen, Nierenfehlfunktionen etc.) sollten Sie vor dem Trinken von basischem Aktivwasser Ihren Arzt oder Heilpraktiker aufsuchen.

Babys und Kleinkinder können sehr gut mit schwach basischem Aktivwasser ernährt werden, es ist auch sehr gut geeignet zur Herstellung von Säuglingsnahrung.

Auch **größere Kinder** können problemlos basisches Aktivwasser trinken, wenn auch evtl. mit einem etwas niedrigerem pH - Wert als Erwachsene. Nach unseren Erfahrungen trinken Kinder dieses Wasser sehr gerne und verlieren den Geschmack an sauren Getränken wie Sprudel oder Soft Drinks.

Für **Schwangere** ist basisches Aktivwasser besonders geeignet. In der Schwangerschaft benötigt die werdende Mutter besonders viele Basen, da das heranwachsende Kind in einem basischen Fruchtwasser aufwächst und die benötigten basischen Stoffe dem Körper der werdenden Mutter entzieht.

Der Körper der Mutter gibt dem Fötus eine eindeutige Priorität vor der eigenen Versorgung und stellt ihm deshalb alle verfügbaren Basen zur Verfügung. Ein gesundes Fruchtwasser hat einen basischen pH - Wert und einen angenehmen Geruch, aber Hebammen berichten, dass es immer öfter stinkt und sauer ist – insbesondere bei Raucherinnen – und dass Babys, die aus saurem Fruchtwasser kommen, oft Hautprobleme und allergische Reaktionen zeigen.

Basenmangel ist zum Beispiel die Ursache für das – meist am Morgen auftretende – Unwohlsein der schwangeren Frau.

Aus Japan liegen Berichte vor, die sehr gute Erfahrungen von basischem Aktivwasser für schwangere Frauen bestätigen. Es ist für die Gesundheit des heranwachsenden Fötus ideal, wenn die Schwangere mindestens 6 Monate vor der Schwangerschaft mit dem Trinken von basischem Aktivwasser beginnt, verbunden mit anderen Entgiftungsmaßnahmen. **Es wird davon abgeraten, während einer Schwangerschaft mit dem Trinken von basischem Aktivwasser zu beginnen, da es durch seine Entgiftungswirkung evtl. zu Säurefluten im Körper kommen kann, die dem Fötus schaden könnten.**

Auch bei der Versorgung von **Seniorinnen und Senioren** kann basisches Aktivwasser hilfreich sein, da sie oft an Dehydrierung leiden und viel zu wenig Wasser trinken. Die Ursache kann der Energiemangel des Körpers sein, der nicht mehr genügend Energie hat, um normales elektronenarmes Wasser »aufzuladen«. Da basisches Aktivwasser dem Körper freie Elektronen zuführt, trinken Seniorinnen und Senioren oft wieder gerne und mehr Wasser.

Sportler können vom Trinken von basischem Aktivwasser profitieren, da es die verfügbare Sauerstoffmenge im Körper erhöht und so eine bessere Versorgung der Muskeln mit Sauerstoff ermöglicht wird, ohne dass das Oxidationspotential und die Gefahr von freien Sauerstoffradikalen ansteigt. Von Hobbysportlern wird auch berichtet, dass sie weniger Muskelkater haben und dass sich dieser schneller zurückbildet. Wie japanische Studien und Berichte aus Krankenhäusern zeigen, unterstützt das Trinken von basischem Aktivwasser auch bei fast allen Krankheiten den Heilungs- und Genesungsprozess.

Was ist beim Trinken von basischem Aktivwasser zu beachten?

Der wichtigste »Trunk« am Tag ist am Morgen direkt nach dem Aufstehen: Trinken Sie – möglichst bevor Kaffee- oder Brötchenduft Ihre Speichelproduktion anregt - mind. 1/2 Liter frisches, bei Bedarf leicht warmes basisches Aktivwasser. Wenn Sie nicht am Abend vorher ein dickes Steak gegessen haben, ist am Morgen Ihr Magen leer und ein dünner Schlauch, seine Belegzellen »schlafen« noch und das Wasser kommt so direkt in den Dünndarm, den es hydratisiert und basisch macht und so die Bauschspeicheldrüse unterstützt.Erwärmen Sie basisches Aktivwasser bitte nicht auf den Herd oder in einen elektrischen Wasserkocher, sondern füllen das Glas zu einem großen Teil mit kalten Aktivwasser frisch aus dem Wasserionisierer und geben einen kleinen Teil heißes Aktivwasser hinzu. Es empfiehlt sich, immer eine Thermoskanne mit heißem Aktivwasser gefüllt zu haben. Der Grund ist, dass durch Kochen oder Erwärmen – vor allem in einem Stahlgefäß – der größte Teil der freien Elektronen »herausgekocht« werden, ein »Verdünnen« von kaltem, elektronereichen Aktivwasser mit heißem, elektronenärmeren Aktivwasser deshalb wesentlich besser ist.

Da basisches Aktivwasser - im Gegensatz zu aufgelöstem Basenpulver - die Magensäure nicht neutralisiert, können Sie es auch vor oder während des Essens trinken. Wir empfehlen eine **Trinkmenge** von **30 ml basischem Aktivwasser pro kg Körpergewicht** täglich, zuzüglich einer Zulage von bis zu 100 % bei Hitze, Heizungsluft, salzhaltiger Kost oder schwerer körperlicher Arbeit bzw. Sport. Zu viel basisches Aktivwasser kann nicht getrunken werden, da unser Körper evtl. überschüssige Basen leicht ausscheiden kann und Säuren zur Neutralisierung von Basen dauernd im Zellstoffwechsel neu entstehen.

Eine andere Methode um festzustellen ob genügend Wasser getrunken wurde, ist die **Farbe des Urins.** Dieser sollte möglichst farblos sein. Je gelber der Urin ist, desto höher ist der Wassermangel. Die Beobachtung der Farbe des Urins zeigt auch, wenn durch Entgiftungsmaßnahmen sog. "Schlacken" und andere Ablagerungen im Körper gelöst und ausgeschieden werden. Es ist sinnvoll, die Trinkmenge dann soweit zu erhöhen, bis der Urin wieder klar wird - auch wenn es mehrere Liter Wasser pro Tag mehr sind als üblich.

Die optimale Stärke zum Trinken liegt nach japanischen Empfehlungen und russischen Studien bei ca. pH 9 bis 9,5. Dabei ist es nicht wichtig, einen genauen pH-Wert einzuhalten, es reicht eine Genauigkeit von +/- 0,5 pH – ein tägliches Messen ist also nicht nötig. Verlassen Sie sich aber nicht auf evtl. Anzeigen an ihrem Wasserionisierer, diese können sehr ungenau sein, da die angezeigten pH- und Redoxwerte nicht gemessen, sondern nur errechnet werden.

Trinken Sie basisches Aktivwasser möglichst frisch, da insbesondere die freien Elektronen recht flüchtig sind. Unter Laborbedingungen war nach 8 Stunden das **Redoxpotential** von einem Ausgangswert von -400 mV auf -200 mV angestiegen. Das Redoxpotential des basischen Aktivwassers hat also eine Halbwertszeit unter Realbedingungen von ca. 4 bis 8 Stunden – und ist stark von der Mineralisierung des Ausgangswassers abhängig. Der hohe **pH - Wert** hält sich etwas länger und wird vor allem durch den Kohlenstoffdioxidgehalt der Luft erniedrigt, sink sich aber auch in geschlossenen Gefäßen mit der Zeit. Alle diese Werte sind stark von Umwelteinflüssen abhängig, Wärme, Bewegung, elektromagnetische Felder, Licht etc. kann Prozesse stark beschleunigen.

Zu beachten ist, dass anfänglich teilweise heftige **Körperreaktionen** erfolgen können (aber nicht müssen). Kopfschmerzen bzw. Migräne, Durchfall und Gelenkschmerzen können auftreten, weil die Entgiftungsreaktionen des Körpers zu heftig sind. Deshalb ist es ratsam, anfänglich nicht weniger, aber schwächeres basisches Aktivwasser (ca. pH 8) zu trinken und die Stärke allmählich zu steigern. Auch unterstützende Maßnahmen können anfängliche Reaktionen abmildern.

Wenn beim »Zapfen« des basischen Aktivwassers dieses leicht trüb ist und sich feine Bläschen bilden, die nach oben aufsteigen, dann ist dies überschüssiger Wasserstoff, der als Wasserstoffgas H_2 langsam ausgast. Wenn Sie das volle Glas eine Weile stehen lassen, bilden sich wieder Bläschen, die sich an der Glaswand absetzen. Dies ist nun aber Sauerstoffgas O_2, das durch die nachlassende Ionisierung – also durch die Entladung, das Verschwinden der freien Elektronen – frei wird.

Wie kann ich die Wirkung von basischem Aktivwasser feststellen?

Wenn Sie die Wirkung des basischen Aktivwassers beobachten wollen, achten Sie auf folgende Parameter:

- Beobachten Sie Ihr **Durstgefühl** bzw. Ihr Verlangen nach Wasser. Je nachdem welche Getränke und (Mineral-) Wässer Sie bisher getrunken haben, testen Sie auch, ob Ihnen diese noch schmecken.

- Beobachten Sie **Farbe und Geruch des Urins.**

- Beobachten Sie die **Regelmäßigkeit des Stuhlgangs** und Farbe und Geruch des Stuhls.

- Beobachten Sie Ihr **Schlafbedürfnis.** Der Schlaf dient vor allem der Entsäuerung. Wenn Sie durch basisches Aktivwasser entsäuern, brauchen Sie weniger Schlaf.

- Riechen Sie die **Luft in Ihrem Schlafzimmer** am Morgen. Über Nacht scheiden wir Säuren als Gas aus.

- Beobachten Sie Ihre Fähigkeit, **Treppen ohne Pause** zu steigen oder längere Strecken zu laufen.

- Beobachten Sie beim Sport das Auftreten von **Muskelkater** und wie schnell er wieder verschwindet.

- Beobachten Sie Ihre **Haut,** insbesondere an »Problemzonen«.

- Beobachten Sie Ihr **Bindegewebe,** ebenfalls besonders an den Problemzonen wie Oberschenkel oder Oberarm.

- Beobachten Sie Ihren **Appetit auf Süßigkeiten.**

- Beobachten Sie die **Neubildung von Zahnstein** beim jährlichen Zahnarztbesuch.

Wenn Sie objektive Messwerte oder sichtbare Bilder haben wollen, sind folgende Werte sehr hilfreich:

- Der **pH - Wert Ihres Speichels.** Um ihn zu messen, warten Sie 3 Stunden nach der letzten Mahlzeit, schlucken den Speichel drei Mal hinunter und spucken den neu gebildeten Speichel auf einen pH - Messstreifen.

- Der **Blutdruck** (Blutdruckmessung)

- Die **Herzfrequenz** unter Belastung (Belastungs-EKG)

- Die **Herzratenvariabilität** (HRV)

- Der **Sauerstoffpartialdruck** pO_2 Ihres Blutes (pO_2-Messung im Blut)

- Der **Redoxwert** Ihres Blutes (Redoxwertbestimmung im Blut).

- Das **Lungenvolumen** (Lungenfunktionstest).

- Die **Verklumpung der Blutkörperchen** (Dunkelfeldmikroskopische Aufnahme)

- Das **Energiefeld** des Körpers (Kirlian - Fotografie)

- Das **Energiepotential** des Körpers (Energiemessung durch verschiedene energetische Messmethoden, z.B. nach Voll)

Welche Maßnahmen unterstützen die Wirkung von basischem Aktivwasser?

Basisches Aktivwasser fördert das Allgemeinbefinden und wirkt positiv mit fast allen bekannten gesundheitsfördernden Maßnahmen zusammen. Die Fragestellung kann also besser lauten:

Welche gesundheitsfördernden Maßnahmen können durch das Trinken von basischem Aktivwasser unterstützt werden – und die Antwort ist einfach.

Da zu allen gesundheitsfördernden Maßnahmen empfohlen wird, viel Wasser zu trinken, und alle langfristig wirkenden gesundheitsfördernden Maßnahmen auch eine Entgiftung bewirken wollen, ergänzt das Trinken von basischem Aktivwasser alle gesundheitsfördernden Maßnahmen.

Dr. Irlacher, Kur- und Badearzt in Bad Füssing in Bayern, und andere Therapeuten in Deutschland, Europa, Asien und den USA beschreiben dies in verschiedenen Publikationen und Artikeln eindrucksvoll – eine Literaturliste finden Sie unter **www.jungbrunnenwasser.de.**

Zur Unterstützung der Entgiftung und Selbstreinigung des Körpers empfehlen wir als Ergänzung zum Trinken von basischem Aktivwasser:

- **Eigenarbeit:** Stresstoleranz. Da nach unseren Erfahrungen Stress und psychische Unausgeglichenheit sehr starke Übersäuerungsmittel sind, kann auch ein bewusstes Training der psychischen Toleranz und Ausgeglichenheit, evtl. durch Meditation, Yoga, Tai-Chi etc. unterstützt, eine sehr positive und säurereduzierende Wirkung haben.

- **Ausgleichssport:** z.B. das regelmäßige Springen auf einem möglichst weichen Trampolin. Alle Sportarten, die den Fluss der Lymphe im Körper anregen, fördern Entgiftung und Entschlackung.

- **Basische Vollbäder:** über die Haut als größtes Ausscheidungsorgan werden in einem basischen Vollbad Gifte und überschüssige Säuren ausgeschieden, die über basisches Aktivwasser nur schwer erreicht werden können.

- **Basische Körperpflege:** durch eine konsequente basische Körperpflege wird die Ausscheidungsfähigkeit der Haut gestärkt. Zu beachten ist, dass basische Kosmetik leicht verderblich ist, da sie keine Bakterien hemmenden Säu-

ren enthält. Trotzdem sollte sie frei von Konservierungsmitteln sein. Bei bakteriellen Entzündungen (z.B. Akne) oder Allergien kann ausnahmsweise saure Hautpflege und saures Oxidwasser als Therapeutikum angewendet werden.

- **Magnetfeld-Resonanz-Therapie:** pulsierend. Sie kann die positiven Körpersignale verstärken, neu ordnen und harmonisieren. Sie wird besonders gut durch basisches Aktivwasser ergänzt, da sie durch die Resonanz des Körpers auf die gesendeten Impulse wirkt, die umso besser ist, je mehr Elektronen und Ionen vorhanden sind.

- **Saunabesuche:** insbesondere in einer Infrarotkabine. Sie beschleunigen die Ausscheidung über die Haut, erweitern die Kapillaren und bringen die Lymphe in Fluss.

- **Hydroresonanz- oder Detox-Fußbäder:** nur durch Fachleute durchzuführen. Sie sind eine hochwirksame Methode, über die Fußmeridiane Giftstoffe aus dem Körper auszuleiten. Da sie aber die gesamte »Körperelektronik« beeinflussen, sollte diese Therapie nur unter Aufsicht und Begleitung eines Arztes oder Heilpraktikers durchgeführt werden.

- **Vitalpflaster:** über die in der Fußsohle endenden Körpermeridiane werden Giftstoffe ausgeschieden. Gleichzeitig wird der ganze Körper durch wirksame Substanzen im Vitalpflaster aktiviert.

- **Aderlässe:** z.B. durch Blutspenden. Durch die verstärkte Neubildung werden die Qualität des Blutes und seine Transportfähigkeit verbessert.

- **Mundhygiene:** Mund- und Zungenreinigung durch Zungenschaben und Ölziehen. Die Mundhöhle ist der bakterienreichste Ort im menschlichen Körper.

- **Colon-Hydro-Therapie:** professionelle Darmreinigung. Im Darm können sich Ablagerungen bilden, die Fäulnis- und Gärungsprozesse fördern. Eine professionelle Darmreinigung kann viele Blockaden lösen und Prozesse in Gang bringen.

- **Umfassende Mineralstoffversorgung:** Nahrungsergänzung. Da nach über einem Jahrhundert saurem Regen und »konventioneller« Bodendüngung in unseren Böden kaum noch Spurenelemente vorhanden sind, können auch biologisch angebaute Pflanzen diese nicht mehr enthalten. Unser Körper ist jedoch in den Jahrmillionen der Evolution an die Stoffe des Periodensystems angepasst und benötigt sie, auch wenn es nur für katalytische Funktionen ist. So ist eine umfassende Mineralstoffversorgung durch körperverfügbare, also pflanzlich gebundene, Mineralstoff-Spurenelemente unabdingbar, die möglichst alle 70 Stoffe des Periodensystems der Elemente enthalten sollte.

- **Darmentgiftende Mittel:** z.B. aus modifiziertem Lavagestein (Zeolith, Klioptilolith). Sie können Giftstoffe im Darm binden und so die Bildung von schädigenden Gasen und daraus resultierende Vergiftungen verhindern, ohne selbst aufgenommen zu werden.

- **Basische grüne Nahrungsergänzung:** aus Algen, Luzernen, Gemüsen und grünen Getreidegräsern, die besonders viele basische und entgiftend wirkende Stoffe enthalten.

- **Blutgruppen-Diät:** hier ist Konsequenz gefordert. Die Blutgruppen unterscheiden sich durch verschiedene Zucker an den Blutkörpern. Sie bewirken eine unterschiedliche Aufnahmefähigkeit und Verträglichkeit der verschiedenen Nährstoffe. Nicht an die Blutgruppe angepasste Ernährung kann Unverträglichkeiten und Selbstvergiftungserscheinungen auslösen.

- **Glyco-Nährstoffe:** die Blutgruppen- Zucker. Die 8 essentiellen Zucker müssen über die Nahrung aufgenommen werden, sind aber oft – auch durch die Abnahme des Vitamin- und Nährstoffgehalts in den Nahrungsmitteln bedingt – nicht genügend vorhanden. Ein Mangel an Glyconährstoffen bewirkt Fehlfunktionen des Körpers und – wie bei einer nicht an die Blutgruppe angepassten Ernährung – Unverträglichkeiten und Selbstvergiftungserscheinungen.

Außerdem sind natürlich genügend Bewegung, ausreichend Schlaf und möglichst schadstoffarme, biologische Ernährung Grundlagen einer gesunden Lebensweise.

Nehme ich durch basisches Aktivwasser ab?

Basisches Aktivwasser kann das Abnehmen unterstützen. Viele Ablagerungen im Binde- und Fettgewebe sind aber schwer wasserlöslich. Deshalb empfehlen wir zum Abnehmen noch weitere unterstützende Maßnahmen.

Warum empfehlen Professor Vincent und Dr. Walker mineralarmes Wasser?

Der Geologie- und Hydrolologie-Professor *Louis-Claude Vincent* (1906 - 1988) erforschte Mitte des 20. Jahrhunderts den Zusammenhang zwischen Gesundheit und Wasserqualität in Frankreich und fand, dass weiches Wasser mit niedrigem Redoxpotential, wie er es in den Bergen des französischen Mittelgebirges fand, mit niedriger Sterblichkeit, und hartes Wasser mit hohem Redoxpotential, wie es in den industrialisierten Ebenen und Flusstälern Frankreichs vorkommt, mit hoher Sterblichkeit einherging. Es ist ein Charakteristikum der Geologie und Geographie Frankreichs, dass alle großen Städte in kalkreichen Ebenen liegen, während die Berge kalkarm sind. Eine hohe Sterblichkeit in den Städten kann im letzten Jahrhundert ebenso durch die hohe Luftverschmutzung, schlechte mikrobiologische und physikalische Wasserqualität und andere Faktoren hervorgerufen worden sein. *Prof. Vincent* verwendete als Messgröße den sog. **»rH-Wert«,** der das Verhältnis beschreibt zwischen dem Redoxpotential und dem pH-Wert eines Wassers.

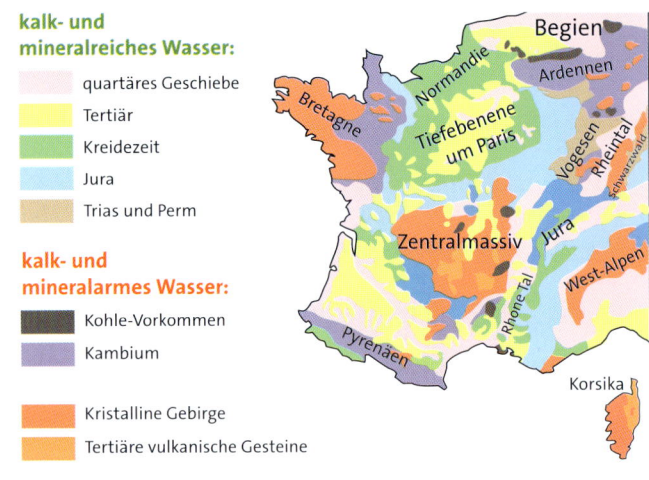

kalk- und mineralreiches Wasser:

- quartäres Geschiebe
- Tertiär
- Kreidezeit
- Jura
- Trias und Perm

kalk- und mineralarmes Wasser:

- Kohle-Vorkommen
- Kambium

- Kristalline Gebirge
- Tertiäre vulkanische Gesteine

Abb. 58: Geologische Karte Frankreich

Der amerikanische Arzt *Dr. Norman W. Walker* (1886 - 1985) trank immer nur destilliertes Wasser und wurde bei bester Gesundheit fast 100 Jahre alt. Es wird aber immer vergessen, dass er mindestens ebenso viel frisch gepresste Obst- und Gemüsesäfte aus frischem, hochwertigen Obst und Gemüse trank. Da Obst und Gemüse immer mehr an Wertigkeit und Vitamingehalt verlieren, ist dieser Weg immer schwieriger.

Was von *Dr. Walker* auf jeden Fall gelernt werden kann ist, dass eine Diät aus frischen, reifen Früchten, gut gekaut oder in einem hochwertigen Entsafter schonend, möglichst vollständig und frisch zu Saft gepresst, eine wirkungsvolle und nebenwirkungsfreie Möglichkeit ist, zu einem gesunden Altern beizutragen.

Der rH-Wert

Der z.B. von *Prof. Vincent* oft verwendete rH-Wert wird meist nur unvollständig verstanden und angewendet und somit werden auch falsche Rückschlüsse aus der Arbeit von *Prof. Vincent* und seinem System der Wasserbeurteilung gezogen. Der rH-Wert dient der Beurteilung, ob ein Wasser eine oxidierende (d.h. Elektronen raubende) oder reduzierende (d.H. Elektronen hinzufügende, antioxidative) Eigenschaft hat, indem er die Auswirkung der Säure-Basen Wirkung des pH-Wertes auf die Redoxeigenschaften des Wassers eliminiert.

Die **Berechnung** des rH-Wertes ist wie folgt:

rH = 2 x pH + (2 x eH) / 59,1

»eH« ist der Redoxwert gemessen mit einer Normalwasserstoff-Elektrode, wie sie in handelsüblichen Redoxmessgeräten verwendet wird. Dieser Messwert muss für die Berechnung mit dem Faktor 59,1 korrigiert werden.

Der rH-Wert wird wie folgt beurteilt:

- rH 0 - 9: stark reduzierende Eigenschaften
- rH 9 - 17: vorwiegend schwach reduzierend
- rH 17 - 25: indifferent
- rH 25 - 34: vorwiegend schwach oxidierend
- rH 34 - 42: stark oxidierende Eigenschaften

Berechnen wir den rH-Wert eines durchschnittlichen **basisches Aktivwassers** mit pH 9,5 und einem Redoxwert von -400 mV, so erhalten wir:

rH = 2 x pH 9,5 + (2 x (-400 mV)) / 59,1 = 5,5

Berechnen wir den rH-Wert eines durchschnittlichen **sauren Oxidwassers** mit pH 5,5 und einem Redoxwert von +600 mV, so erhalten wir:

rH = 2 x pH 5,5 + (2 x (+600 mV)) / 59,1 = 31,3

Berechnen wir den rH-Wert eines **starken Katholyt** mit pH 13 und einem Redoxwert von -700 mV, so erhalten wir:

rH = 2 x pH 13 + (2 x (-700 mV)) / 59,1 = 2,3

Berechnen wir den rH-Wert eines **starken Anolyt** mit pH 2 und einem Redoxwert von +1.100 mV, so erhalten wir:

rH = 2 x pH 2 + (2 x (+1.100 mV)) / 59,1 = 41,2

Berechnen wir den rH-Wert eines **durchschnittlichen Leitungswassers** mit pH 7,5 und einem Redoxwert von +150 mV, so erhalten wir:

rH = 2 x pH 7,5 + (2 x (+150 mV)) / 59,1 = 20,1

Berechnen wir den rH-Wert eines **durchschnittlichen Umkehrosmose-Wassers** mit pH 6,5 und einem Redoxwert von +400 mV, so erhalten wir:

rH = 2 x pH 6,5 + (2 x (+400 mV)) / 59,1 = 26,5

Was unterscheidet die Wirkung von basischem Aktivwasser und Basenpulver?

Die Wirkungsmechanismen von in Wasser gelöstem Basenpulver und basischem Aktivwasser unterscheiden sich fundamental: Wird Basenpulver, also basische Mineralien, im Wasser gelöst, »stiehlt« jedes Mineral einem H_2O ein H^+, so dass das Mineral zu einem positiv geladenen Mineral-Ion, das H_2O zu einem basischen OH^--Ion wird – es entsteht eine sog. gepufferte Lösung. Diese **gepufferte Lösung** wirkt auf die Magensäure, indem das basische Mineral mit dem Chlorid der Salzsäure ein Salz bildet und so die Salzsäure neutralisiert wird. Dadurch kann mehr Magensäure HCl aus Natriumchlorid im Blut gebildet werden, der entstehende Natriumüberschuss im Blut erhöht den Blutpuffer aus Natriumbicarbonat. Wenn der Natriumbicarbonatpuffer genügend hoch ist, können Basenwerte über das Blut in den Körper transportiert werden und dann den pH-Wert des Bindegewebes erhöhen – **ein langer Weg.**

Es besteht außerdem die Gefahr, dass sich der Magen bei regelmäßige Einnahme von Basenpulvern an diese Neutralisierung gewöhnt und beginnt, übermäßig Magensäure zu bilden – Sodbrennen und andere Magenerkrankungen können die Folge sein.

Da es physikalisch und nicht chemisch hergestellt wird, ist basisches Aktivwasser hingegen eine **ungepufferte Lösung** – es beeinflusst die Magensäureproduktion nicht, da kein basisches Mineral vorhanden ist, das mit dem Chlorid der Salzsäure im Magen ein Salz bilden kann, und so die Salzsäure nicht neutralisiert werden kann. Basisches Aktivwasser wird direkt über den Darm aufgenommen und in das Bindegewebe überführt. Dort ersetzt es langsam das Bindegewebswasser bzw die Lymphe, die so langsam immer basischer wird. Dieser Anstieg des Lymph-pH-Wertes kann durch die regelmäßige Messung des Speichel pH-Wertes verfolgt werden. **Das ist ein direkter Weg.**

Der Unterschied zwischen basischem Aktivwasser und Basenpulver besteht weiterhin in der Quantität. Sie können ohne Probleme 3 und mehr Liter basisches AktivWasser täglich trinken – die gleiche Menge Basenpulver zu essen wird ihnen schwerlich gelingen.

Warum ist basische Ernährung besser als die Einnahme von Basenpulvern?

Die zunehmende Werbung für Basenpulver suggeriert, dass damit eine falsche und säurelastige Ernährung und falsches und säurelastiges Trinken dauerhaft ausgeglichen werden kann. Trotzdem ist die Einnahme von Basenpulver nur sinnvoll, um kurzfristig eine akute (Magen-)Übersäuerung auszugleichen, nie aber, um langfristig falsche Lebensweisen und -umstände auszugleichen.

Der Grund ist, dass Basenpulver in Wasser gelöst immer ionisierte basische Mineral-Ionen bildet (z.B. Na^+, Ca^{++}, Ka^+ etc.), unabhängig davon, ob die Mineralien vorher als Citrat (Natriumcitrat, Kalziumcitrat) oder als Karbonat (Natriumcarbonat, Kalziumcarbonat etc.) gebunden waren. Gelöste basische Mineral-Ionen können von der Darmschleimhaut nicht richtig aufgenommen werden, da sowohl die Darmschleimhaut als auch die basischen gelösten Mineralien positiv geladen sind und sich somit gegenseitig abstoßen. Nur im Dickdarm können wenige Bruchteile der gelösten basischen Mineral-Ionen resorbiert werden.

Anders ist es, wenn die basischen Mineralionen in größere pflanzliche Strukturen eingebettet sind, die aufgrund ihrer zumindest partiellen negativen Ladung an der Darmschleimhaut »andocken« und aufgenommen werden können.

Investieren Sie also lieber in gesundes, biologisch angebautes Gemüse, das auf Böden mit noch möglichst intaktem Mineralstatus wachsen konnte, statt in mineralische Basenpulver. Wenn Sie eine Ergänzung des Mineralhaushaltes benötigen – was bei moderner Ernährung in den meisten Fällen sinnvoll ist – achten Sie darauf, dass Sie eine Nahrungsergänzung verwenden, die auf möglichst naturbelassenen, schonend verarbeiteten, nicht über 30° C erhitzten und biologisch angebauten pflanzlichen Konzentraten beruht.

Ist basisches Aktivwasser ein isotonisches Getränk?

Unter isotonischen Getränken werden Getränke verstanden, die die gleiche Beschaffenheit haben wie die Bindegewebsflüssigkeit und Lymphe und deshalb schnell aufgenommen werden können. In der Regel wird darunter der gleiche Gehalt an gelösten Stoffen und damit der gleiche osmotischen Druck verstanden. Sie werden deshalb schnell aufgenommen und sollen Sportlern helfen, beim Schwitzen verlorene Mineralien zu ersetzen. Isotonische Getränke enthalten neben meist anorganischen Mineralien und Vitaminen vor allem Frucht- und Traubenzucker, um dem Körper schnell Energie zuzuführen.

Vernachlässigt wird bei dieser Überlegung aber das **Redoxpotential**, d.h. die elektrische Ladung. Nach dem Prinzip der Homöostase muss der Körper alles, was er aufnimmt, seinem eigenen Milieu anpassen. Da die Bindegewebsflüssigkeit und das Blut ein negatives Redoxpotential haben (ca. -5 bis -60 mV) und die Körperzellen nur negativ geladenes Wasser aufnehmen können, die meisten Getränke aber ein stark positives Redoxpotential aufweisen, sind sie unter dem Gesichtspunkt des Redoxpotentials nicht isotonisch. Basisches Aktivwasser mit seinem negativen Redoxpotential kann also als ein unter dem Gesichtspunkt des Redoxpotentials isotonisches Getränk bezeichnet werden.

Ebenso vernachlässigt wird die **Wasserstruktur.** Alles Wasser im Körper ist kleinclustrig bzw. hexagonal, d.h. hat eine »feine« Wasserstruktur. Die meisten Getränke und auch Leitungswasser haben eine sehr große Struktur mit großen Clustern. Da basisches Aktivwasser eine sehr feine Clusterstruktur besitzt, also »weich« ist, kann es auch als ein unter dem Gesichtspunkt der Wasserstruktur isotonisches Getränk bezeichnet werden.

Was bewirken basische und saure »Wasserkonzentrate«?

Zunehmend werden auch hoch basische oder stark saure Wässer angeboten, denen unterschiedliche Wirkungen zugeschrieben werden.

Katholyt, also hoch basisches Aktivwasser (bis pH 13) wird durch Zugabe von Salz in speziellen Wasserionisierern hergestellt. Je nach der Art des Salzes (Magnesium-Salz, Natrium-Salz etc.) und der Art der Herstellung hat Katholyt einen unterschiedlichen Geschmack und unterschiedliche Wirkungen. Je nach dem verwendeten Salz schmeckt Katholyt mit pH-Werten über ca. pH 10 seifig, bitter, salzig oder nach Fisch.

Um die Qualität des Katholyt zu beurteilen, ist nicht nur die Zusammensetzung und der pH-Wert wichtig, sondern auch und vor allem das Redoxpotential der unverdünnten bzw. der »trinkfertig« verdünnten Lösung. Wenn das **Redoxpotential** negative Werte aufweist, das Katholyt also einen Elektronenüberschuss gespeichert hat und dieser auch nach der Verdünnung mit »normalem« Wasser noch vorhanden ist, kann Katholyt eine mit dem basischen Aktivwasser vergleichbare Wirkung haben. Zu Beachten ist aber auf jeden Fall die Haltbarkeit bzw. Beständigkeit des hohen pH-Wertes und des negativen Redoxpotentials.

Oft werden dem Katholyt auch besondere »Informationen« und »informative Wirkungen« zugeschrieben. Da eine Ionisierung ja immer ein Aufbrechen und Neu-Strukturieren der Wasserstrukturen beinhaltet, bei Katholyt auch eine hohe Salzkonzentration vorhanden ist, kann es durchaus möglich sein, bestimmte Schwingungen und »Informationen« dauerhaft im Katholyt einzuprägen. Hier ist jedoch kritische Vorsicht angebracht, denn da die Herstellung von einfachem Katholyt relativ einfach ist, kann es als »informiertes« Konzentrat mit hohen Gewinnspannen verkauft werden. Andererseits kann das »Informieren« auch technisch aufwändige Apparaturen benötigen, die einen relativ hohen Preis rechtfertigen. Angepriesene »informatorische« Wirkungen sollten deshalb subjektiv und kritisch geprüft werden und weder vorab als unmöglich hingestellt noch unkritisch geglaubt werden.

Katholyt wird zu unterschiedlichen Zwecken angeboten:

- Als spezielle **»Entsäuerungskur«** soll das Katholyt entweder pur oder verdünnt eingenommen werden. Da es sich bei Katholyt um eine teilweise gepufferte Lösung handelt, reagiert es mit der Magensäure und neutralisiert diese – »Entsäuerungskuren« mit Katholyt sollten deshalb nur kurzfristig durchgeführt werden, damit kein Gewöhnungseffekt entsteht, sie können aber sinnvoll sein um beim Beginn des Trinkens von basischem Aktivwasser die Wirkung zu beschleunigen. Auf Dauer ist es sicher sinnvoller, kontinuierlich basisches Aktivwasser zu trinken als regelmäßig eine »Entsäuerungskskur« durchzuführen.

- Als **Alternative zu einem Wasserionisierer** ist gekauftes Katholyt auch aus Kostengründen nicht sinnvoll. Für das Trinken von Leitungswasser ist auf jeden Fall ein Aktivkohlefilter notwendig, so dass auch Kosten für einen Filterwechsel anfallen. Auch kann die Struktur und Größe der Wassercluster nicht so positiv verändert werden wie dies bei einer Ionisierung des gesamten Aktivwassers der Fall ist.

- Als kurzfristiger Wasserionisierer-Ersatz kann Katholyt beispielsweise **auf Reisen** gute Dienste leisten, um stilles Wasser in Aktivwasser zu verwandeln.

- Mit Katholyt lassen sich auch **Gerichte und Getränke verfeinern** – Rotwein erhält durch einen Tropfen Katholyt eine interessante Abrundung, Kaffe wird die Säurespitze entzogen etc.

- Als **»informatorische Ergänzung«** zu basischem Aktivwasser kann „informiertes" Katholyt dienen.

Anolyt, also stark saures Oxidwasser, wird als Antibiotikum, Desinfektions- und Oxidationsmittel für technische oder medizinische Anwendungen angeboten. Da es hochwirksam ist, ohne bei Mikroorganismen Resistenzen aufzubauen, und rückstandsfrei abgebaut wird, ist es eine sinnvolle Alternative zu vielen Antibiotika und chemischen Desinfektions- oder Oxidationsmitteln. Da Anolyt seine oxidierende Wirkung dauerhaft behält, kann es lange gelagert werden, ohne seine Wirkung zu verlieren.

Was zeigen Urin- und Speichel-pH-Wert an?

Oftmals wird empfohlen, den Säure-Basen-Haushalt mit Hilfe des pH-Wertes des Urins zu bestimmen. Messstreifen zur **Urin-pH-Wert-Messung** werden dafür in jeder Apotheke verkauft - nur mit der Interpretation der Messergebnisse wird der Nutzer oft allein gelassen.

Wichtig ist, sich vor Augen zu halten, dass der Urin-pH-Wert immer nur das anzeigt, was der Körper ausscheidet, nie den pH-Wert des Körpers und der Lymphe selbst. Ein saurer Urin-pH-Wert bedeutet also nur, dass der Körper viele saure Stoffe ausscheidet - dies kann einerseits natürlich daraufhin deuten, dass der Körper total übersäuert ist, andererseits aber auch zeigen, dass die Ausscheidungsfunktionen gut funktionieren und große Mengen Säuren ausgeschieden werden. Wenn in der Zeit vorher säurebildende Speisen und Getränke verzehrt wurden und / oder Säureausscheidungsprozesse in Gang gesetzt wurden, die alte Säuredepots abbauen – z.B. durch Fasten oder durch verbesserte, mineralstoffreiche Ernährung –, ist ein saurer Urin-pH-Wert ein positives Zeichen, das daraufhin deutet, dass die Körperregulation funktioniert.

Kritisch sind deshalb eher dauerhaft basische oder nur schwach saure Urin-pH-Werte: Sie zeigen, dass der Körper keine Säuren über den Urin ausscheidet. Dies kann natürlich die Ursache haben, dass der Körper sehr basisch ist, dass kaum säurebildende Lebensmittel zu sich genommen wurden und deshalb kein Bedarf an Säureausscheidung besteht, wahrscheinlicher ist aber – vor allem bei sonst bestehenden gesundheitlichen Problemen und nicht extrem bewusster, basenüberschüssiger und stressfreier Lebensweise –, dass die Säureausscheidung über den Harn blockiert ist und deshalb eine endogene Übersäuerung vorherrscht. Wer sich dann im Hinblick auf den basischen Urin-pH-Wert in falscher Sicherheit wiegt und weitere Maßnahmen zur Entsäuerung als unbegründet ansieht, kann sich dann sogar schaden.

Wer aus dem Urin-pH-Wert eine verwertbare Aussage ablesen will, muss ihn den Tag verteilt regelmäßig messen. Gut und bei einer vernünftigen, basischen Ernährung auch erreichbar ist eine große Schwankungsbreite (Varianz), d.h. ein tiefer, saurer pH-Wert - meist am Morgen - und ein höherer, leicht basischer pH-Wert im Laufe des Tages. Ist die Varianz klein, d.h. der pH-Wert schwankt im Laufe des Tages nur wenig, deutet dies auf Probleme hin, insbesondere wenn der Urin-pH-Wert dauerhaft leicht basisch ist. Ein im Tagesverlauf dauerhaft stark saurer Urin-pH-Wert kann einerseits auf eine starke Übersäuerung mit noch funktionierender Säureausscheidung hindeuten, andererseits, wie oben schon angedeutet, auf einen gerade ablaufenden Entsäuerungsprozess, der durchaus positiv zu werten ist.

Der **Speichel-pH-Wert** hingegen spiegelt in etwa den pH-Wert der Körperflüssigkeit wieder. Wichtig ist, dass vor der Messung mindestens zwei Stunden keine säuernden Getränke getrunken wurden und der Speichel vor der Messung einige Male heruntergeschluckt wurde, so dass wirklich frisch gebildeter Speichel gemessen wird. Der pH-Wert des frischen Speichels sollte immer leicht basisch sein, ist er sauer, deutet dies auf ein saures Bindegewebe bzw. eine saure Lymphe hin und auf gesundheitliche Probleme.

Auch für die Zahngesundheit ist ein basischer Speichel essentiell, denn Karies entsteht durch die Säure-Ausscheidung der Karies-Bakterien. Wenn sie von einem basischen Speichel neutralisiert wird, kann sie kaum Schaden anrichten, in einer sauren Umgebung bleibt sie aber dauerhaft bestehen und greift den Zahnschmelz an.

Schwere Erkrankungen wie Diabetes oder Krebs gehen immer mit einer starken Erniedrigung des Speichel-pH-Wertes einher, darum haben chronisch kranke Menschen auch meist Zahnprobleme. Leider werden diese Zusammenhänge noch nicht statistisch erfasst, Einzelbeobachtungen bestätigen sie aber und zeigen, dass an Krebs erkrankte Menschen oft einen Speichel-pH-Wert unter pH 6 haben.

Wofür kann saures Oxidwasser verwendet werden?

Mit einem Redoxpotential über +600 mV ist saures Oxidwasser ein Oxidationsmittel, das Elektronen aus Bakterien raubt und sie so vernichtet.

Saures Oxidwasser kann benutzt werden um Hände, Küchengeräte, Gemüse, Obst etc. zu waschen und Geräte und kleinere Wunden zu **desinfizieren**. So wird z.B. der Fischmarkt in Tokio mit saurem Oxidwasser gereinigt und desinfiziert, der Flughafen Frankfurt am Main reinigt mit saurem Oxidwasser die Tankfahrzeuge, die Wasser zu den Flugzeugen bringen.

Versuche haben gezeigt, dass saures Oxidwasser **bei Hauterkrankungen, kleineren Verbrennungen, Insektenstichen, Verletzungen** etc. effektiv wirkt.

Erfahrungen von Anwendern zeigen, dass es sehr gut geeignet ist z.B. zur Munddesinfektion in der **Munddusche**, zum Baden von (Schweiß-) Füßen, zur Desinfektion und Reinigung von kleinen Wunden und Hautunreinheiten etc.

Anolyt oder das sog. »Superoxidiertes Wasser«, das mit Hilfe von Salz in speziellen Wasserionisierern hergestellt werden kann, hat ein Redoxpotential von bis zu +1.100 mV bei einem pH 1,5. Versuche haben gezeigt, dass dieses Wasser sogar antibiotikaresistente Bakterienstämme abtöten kann.

Trotz dieser starken desinfizierenden Wirkung ist saures Oxidwasser und auch das stark saure Anolyt völlig unschädlich für die Haut. Im Gegenteil, es kann sogar zur Heilung beitragen.

Saures Oxidwasser wird in Japan erfolgreich in der Behandlung von Druckstellen durch langes Liegen, offenen Rücken, infizierten Operationswunden etc. eingesetzt. Auch gibt es Berichte, dass es in Kombination mit basischem Aktivwasser zur Behandlung von **Neugeborenen-Dermatitis** verwendet wird: Die Neugeborenen erhalten basisches Aktivwasser zum Trinken und werden täglich mehrmals mit saurem Oxidwasser abgewaschen. So verschwindet die Neugeborenen-Dermatitis ohne Kortison oder andere allopatische Medikamente und ohne Nebenwirkungen innerhalb weniger Wochen.

Auch zur Behandlung von **diabetischen Füßen** wird Anolyt in Japan und Korea eingesetzt, die Füße werden dabei regelmäßig mit Anolyt gewaschen, der Patient erhält basisches Aktivwasser zu trinken.

Eine andere Einsatzmöglichkeit ist in der **Landwirtschaft**. In der Veterinärmedizin wird es erfolgreich eingesetzt als Antibiotika-Ersatz z.B. bei Mastschweinen, als Desinfektionsmittel in Ställen – z.B. für die Euterbehandlung von Milchkühen – und für allgemeinen Prävention im Hygienebereich, im Acker- und Gemüseanbau auch zur Bekämpfung von Pilzen und anderen Pflanzenkrankheiten.

Zur Desinfektion, zum Verhindern des Faulens und Verlangsamung des Blühprozesses kann saures Oxidwasser auch als Blumenwasser für Schnittblumen verwendet werden. Die Pflanzen reagieren aber unterschiedlich darauf, so dass dies im Einzelfall geprüft werden muss.

Wie können Belastungen im Leitungswasser erkannt und entfernt werden?

Leitungswasser in sog. »zivilisierten« Gesellschaften wird immer mehr durch Stoffe belastet, die aus der »Zivilisation« stammen und eigentlich im Wasser nichts zu suchen haben. Die Wasserwerke haben die undankbare Aufgabe, das vor Ort vorhandene und mit immer mehr verschiedenen Stoffen belastete **Rohwasser** aus Quell-, Grund- oder Oberflächenwasser so aufzubereiten, dass es den Vorgaben der nationalen Trinkwasserverordnung entspricht – zu einem politisch festgesetzten Preis. Insofern kann es nicht verwunderlich sein, dass die Wasserwerke immer Kompromisse schließen müssen zwischen der bestmöglichen Reinigung und Aufbereitung und einem für die Bürgerinnen und Bürger bezahlbaren und von der Politik festgesetzten Preis. Deshalb wird es auch immer wichtiger für gesundheitsbewusste Bürgerinnen und Bürger, selbst die Initiative zu ergreifen und die wenigen Liter, die für Trinken und die Essenszubereitung benötigt werden, so zu reinigen, dass sie nicht nur der offiziellen Trinkwasserverordnung, sondern den eigenen persönlichen Vorstellungen von sauberem Wasser entsprechen. **Flaschenwasser** ist nicht nur aus Kostengründen, sondern wegen der immensen Belastungen durch Transport und Flaschenherstellung, -reinigung und -recycling auch unter dem Gesichtspunkt des Umweltschutzes keine nachhaltige Alternative.

Um die Belastungen des Rohwassers zu verstehen, sollen hier die **hauptsächlichen Belastungsquellen** kurz charakterisiert werden:

1. **Belastungen aus Altlasten und Deponien:** Vor allem an alten Industriestandorten ist der Boden an vielen Stellen durch Hinterlassenschaften vormaliger oder bestehender Gewerbe- oder Industriebetriebe belastet. Aus diesen belasteten Böden können u.a. **Dioxine, polyzyklische aromatische Kohlenwasserstoffe (PAKs) und Schwermetalle** etc. ins Grundwasser und damit ins Rohwasser der Wasserwerke gelangen. Diese Belastungen sind inzwischen meist bekannt und werden i.d.R. bestmöglich – d.h. unter Kosten-Nutzen-Aspekten – behandelt.

2. **Belastungen aus Medikamentenrückständen:** Komplexe allopathische chemische Medikamente sind nach der Einnahme und Ausscheidung durch den Urin immer noch zumindest teilweise wirksam. Insbesondere breit angewendete Medikamente wie **Anti-Baby-Pille, Röntgenkontrastmittel, Schmerzmittel etc.** finden sich so in höheren Konzentrationen im Rohwasser wieder – und einfacher ausgestattete Wasserwerke, die ohne Aktivkohlefilter arbeiten, können komplexe chemische Stoffe oder Hormone nur begrenzt abbauen.

3. **Belastungen aus (Haushalts-) Chemikalien:** Diese Belastungen nehmen immer mehr zu. »Hygienebewusste« Haushalte, Gewerbe- und Industriebetriebe verwenden immer mehr Desinfektionsmittel und raffiniertere und komplexere Chemikalien zur Reinigung oder Materialbehandlung. Auch diese Chemikalien sind nur schwer abbaubar.

4. **Belastungen aus der Landwirtschaft: Herbizide, Pestizide und Fungizide** sind eine Belastung, die vor allem in Regionen mit vielen Sonderkulturen wie Wein, Obst und Gemüse auftreten. In Regionen mit viel Ackerbau wird meist auch viel Gülle ausgebracht, in der die Rückstände von **Tier-Medikamenten** – vor allem **Antibiotika** – zu finden sind. Wie hoch diese Belastungen bei Ihnen vor Ort sind, können Sie am besten abschätzen wenn Sie Ihr Wasserwerk fragen, aus welchen (Grundwasser-) Quellen das Rohwasser entnommen wird. Findet in deren Umgebung viel »kritische« Landwirtschaft wie konventioneller Anbau von Wein, Obst oder Gemüse statt oder werden viele Felder dort konventionell bewirtschaftet und mit Gülle und Dünge- und Pflanzenschutzmitteln »behandelt«, ist die Belastungswahrscheinlichkeit sehr hoch, ist dort eher Wald oder extensiv bewirtschaftete (Streu-) Obst- oder Weideflächen, ist die Belastungswahrscheinlichkeit gering. Ein »Sonderfall« sind **Nitrate**, die meist aus übermäßiger Düngung stammen. Nitrate an sich sind nur für Säuglinge unter ca. 3 Lebenswochen gefährlich, da diese ein Enzym noch nicht entwickelt haben, das für den Abbau von Nitrat notwendig ist – deshalb werden Säuglinge auch nicht mit Spinat gefüttert. Da um 1950 einige Neugeborene an Blausäurevergiftung durch einen zu hohen Nitratgehalt des Wassers gestorben sind, ist Nitrat als gefährlicher Stoff in Verruf gekommen.

Für Erwachsene ist Nitrat unschädlich, es wird aber gerne als »Anzeiger« für Belastungen aus der konventionellen Landwirtschaft verwendet, weil es – im Gegensatz zu chemischen Belastungen – sehr einfach nachzuweisen ist und meist von den anderen Agrochemikalien begleitet wird.

5. **Belastungen aus dem Leitungsnetz:** Auch wenn ein Wasserwerk gut gereinigtes Wasser abgibt, hat dieses noch einen langen Weg vor sich bis es bei Ihnen aus dem Hahn kommt. Je nach Entfernung vom Wasserwerk und Zustand und Alter der Rohrleitungen können diese Spuren von **Schwermetallen oder Kunststoffen** abgeben. Bleirohre sind inzwischen nur noch in unsanierten Altbauten anzutreffen, aber beispielsweise mit Bleilot gelötete Kupferrohre etc. sind immer noch mögliche Quellen von Schwermetallen. Im Leitungsnetz bildet sich – vor allem wenn das Wasser darin steht oder nur sehr langsam fließt, weil es überdimensioniert ist oder weil Sie am Ende eines »Wasserstranges« wohnen – ein sog. »Biofilm«, der aber stabil und ungefährlich ist, vor allem solange das Wasser eine Temperatur unter 10°C hat. Erst wenn Stagnation im Leitungsrohr und hohe Temperaturen zusammenkommen, beispielsweise bei wenig benutzten Steigleitungen zu einer Dachwohnung in einem Mehrfamilienhaus, können sich **schädliche Mikroorganismen** wie **Legionellen** etc. bilden.

6. **Belastungen aus der Atmosphäre:** Auch wenn in Mitteleuropa kaum Oberflächenwasser als Rohwasser verwendet wird, erhöht die Luftbelastung langfristig die Belastung der Böden und auch des Grundwassers, auch wenn der Boden immer noch ein sehr guter Filter ist und die Mikroorganismen dort viele Luftschadstoffe abbauen können.

7. Last but not least gibt es eine **»Grundbelastung«** des Wassers durch die »allgemeine Zivilisation«, die sich beispielsweise im Abrieb von Autoreifen, durch das flächendeckende Verrotten von Plastikmüll, durch Blei- und Quecksilberbelastungen des Bodens etc. zeigt.

Grundsätzlich können wir im Leitungswasser also **3 unterschiedliche Arten von Belastungen** finden: organische chemische Moleküle, Schwermetalle und Mikroorganismen. Diese Belastungen sind unterschiedlich zu bewerten und behandeln:

- **Organische chemische Moleküle** sind schwierig zu analysieren, da es viele -zigtausend chemische Verbindungen gibt und nach jedem Stoff gezielt gesucht werden muss. Deshalb gibt es einige oft vorkommende Schadstoffe, nach denen gesucht wird, nur ist diese Analyse nie vollständig. Zur vollständigen Bestimmung der chemischen Belastungen muss das Wasser also in einem gut ausgerüsteten Labor analysiert werden, was langwierig, teuer und wenig sinnvoll ist, da chemische Belastungen meist kurzfristig sind und sich von Tag zu Tag ändern können: Wenn beispielsweise ein Bauer Gülle auf seinem Feld ausbringt, kann die Belastung am nächsten Tag stark ansteigen. Es macht deshalb wenig Sinn, die Belastung mit chemischen Stoffen im Detail zu analysieren, da diese Analyse keine dauerhafte Sicherheit gibt. Darum ist es wichtig, grundsätzlich alles Leitungswasser, das als Trinkwasser zum Konsum verwendet wird, mit einem guten **Aktivkohlefilter** zu filtern.

- **Schwermetalle** sind einfacher zu analysieren. Deshalb ist es sinnvoll, bei Verdacht auf Schwermetallbelastung – z.B. wenn Sie in einem Altbau wohnen oder in einer Wohngegend, deren Wasserzuleitungen schon sehr alt sind – mit Ihrem Leitungswasser einem Wassertest auf Schwermetalle durchzuführen. Sollten wirklich Schwermetalle vorhanden sein, kann gezielt nach der Ursache gesucht wurden, um eine Sanierung durchzuführen. Die meisten Schwermetalle können durch sog. **KDF Filter** entfernt werden.

- Das Risiko für **mikrobielle Belastungen** kann einfach abgeschätzt werden: Wenn Wasser in warmer Umgebung stagniert, d.h. in der Leitung steht, ist die Gefahr groß, dass sich schädliche Bakterien entwickeln. Wenn das Wasser kühl ist und regelmäßig fließt, besteht kaum Gefahr. Bei Verdacht auf mikrobielle Belastungen kann eine Analyse durch ein Analyselabor vorgenommen werden, die schnell und einfach ist. Zur Rückhaltung mikrobieller Belastungen eignen sich **Ultrafiltrationselemente** oder **Keramikfilterelemente,** zur Prävention bei erhöhter Gefahr von mikrobiellen Belastungen **Filter mit KDF.**

Da mikrobielle Belastungen kritisch sein können, sollten auch alle Filter, die direkt in die Wasserleitung eingebaut sind, unabhängig von der durchflossenen Wassermenge halbjährlich oder nach einer längeren Zeit des Nichtgebrauchs gewechselt werden, da die Filtermedien eine große Oberfläche haben und sich dort Mikroorganismen sehr gut entwickeln können. Es hat sich gezeigt, dass die Wachstumskurve bei Mikroorganismen in dieser Art von Filtern auch bei regelmäßigem Gebrauch des Filters nach 6 Monaten beginnt, stark anzusteigen.

Oftmals werden auch **gelöste Mineralien** als »Schadstoffe« betrachtet. Dies sind aber keine Belastungen, sondern natürliche Wasserinhaltsstoffe, die das Wasser aus dem Gestein, durch das es fließt auf- und mitnimmt. Kritisch ist diese Betrachtung vor allem, wenn versucht wird, die »Belastung« des Wassers mit Hilfe der **Leitfähigkeitsmessung** zu bestimmen. Die Leitfähigkeit zeigt aber nur die Gesamtmenge der im Wasser gelösten Stoffe an – in der Regel sind mind. 99,9 % aller im Wasser gelösten Stoffe natürliche Mineralien, die keine negativen Auswirkungen auf die Gesundheit haben. Die Leitfähigkeitsmessung ist deshalb zur Bestimmung von Schadstoffen oder anderen Belastungen des Wassers nicht geeignet.

Moderne **Hochleistungsfilter** bestehen aus verschiedenen Komponenten, deren einzelne Bestandteile möglichst optimal aufeinander abgestimmt und der Wasserqualität angepasst sein sollten. Diese Komponenten sind:

- **Aktivkohle** wird meist aus Kokosnussschale oder Bambus hergestellt, da diese Materialien günstig verfügbar und sehr feinporig sind, grundsätzlich kann sie aber durch Verkohlung und Aktivierung aus allen organischen Materialien hergestellt werden. Aktivkohle hat die Eigenschaft, organische Moleküle dauerhaft zu adsorbieren, also durch elektrochemische Ladung an die Aktivkohle-Oberfläche anzulagern und so dauerhaft aus dem Wasser zu entfernen. Dies geschieht unterschiedslos mit allen organischen Stoffen, so dass Aktivkohle als **grundlegendes Standard-Filtrationsmedium** auch ohne Analyse geeignet ist und auch angewendet wird – auch wenn der genaue Mechanismus der Adsorption noch nicht vollständig erforscht ist. Zur Vorbeugung von Verkeimung des Filtermediums kann Aktivkohle mit Silber bedampft werden – in Kombination mit einem KDF-Filtermedium kann der Schutz vor Verkeimung auch durch dieses hergestellt

werden. Für die Filtrationswirkung eines Aktivkohlefilters sind mehrere Parameter entscheidend:

- Die **Porengröße des Materials** und damit die Kontaktoberfläche zwischen Aktivkohle und Wasser wird auf der einen Seite von der Porengröße des Ausgangsmaterials bestimmt, aber auch von der Qualität der Aufbereitung, d.h. ob wirklich alle feinsten Poren »freigebrannt« werden. Bei organischem Material, wie z.B. bei jedem Holz, gibt es Poren verschiedener »Größenklassen«, von den mit bloßem Auge sichtbaren Grobporen bis zu den feinsten, nur unter hochauflösenden Mikroskopen sichtbaren Mikroporen. Dadurch kann 1 Gramm gute Aktivkohle eine innere Oberfläche von der Größe eines Fußballfeldes haben.

- Die **Aufbereitungsform der Aktivkohle,** d.h. ob es sich um ein loses Aktivkohle-Granulat, ein gepresstes Aktivkohle-Granulat oder einen Aktivkohle-Block mit großen oder kleinen Poren handelt, bestimmt die Intensität des Kontakts des Wassers mit der Aktivkohle. Ein feinporiger Aktivkohleblock stellt dem Wasser einen relativ großen Widerstand gegenüber, die Wassermoleküle werden intensiv an die Aktivkohle-Oberfläche gedrückt. Bei einem losen Aktivkohle-Granulat, wie es z.B. bei verschiedenen einfachen Haushalts-Kannenfiltern verwendet wird, ist es eher dem Zufall überlassen, ob ein Wassermolekül überhaupt mit den schwimmenden Aktivkohle-Granulatkörnern in Kontakt kommt. Ein gut gepresstes Aktivkohle-Granulat ist ein Kompromiss, aber auch hier kann sich das Wasser mit der Zeit »Bahnen« durch die Aktivkohle bauen, auf denen es ohne viel Kontakt zur Aktivkohle-Oberfläche fließt. Aktivkohle-Granulat hat auch den Nachteil, dass durch Verlagerung der Granulatkörner die elektrische Ladung und Anziehungskraft so gestört werden kann, dass adsorbierte Stoffe wieder losgelassen werden können.

- Die Art und Qualität der **Aktivierung** der Aktivkohle hat auch eine Auswirkung auf die Effektivität der Adsorption. Aktivkohle wird i.d.R. bei 800 bis 1.000 °C mit oxidierendem Gas behandelt oder durch chemische Oxidation aktiviert und erhält dadurch die adsorbierenden Eigenschaften auf organische Moleküle – deren genauer

Mechanismus noch nicht vollständig entschlüsselt ist. Durch Temperaturen über 40°C kann die Aktivierung wieder reduziert werden – deshalb sind Aktivkohlefilter nur für die Filtration von kaltem und lauwarmem Wasser geeignet.

- **KDF-Filtermedien** (Kinetic Degradation Fluxion) bestehen meist aus Kupfer- und Zinklegierungen in Granulatform. Durch die entstehende elektrische Spannung zwischen den Elementen wird eine elektrochemische Redox-Spannung aufgebaut. Durch diese Spannung werden Kadmium, Aluminium, Eisen, Arsen, Blei, Quecksilber und andere Schwermetalle an der Oberfläche angelagert, freies Chlor, Chloramine, Schwefelwasserstoffe und andere schädliche Verbindungen in unschädliche Bestandteile zerlegt und Mikroorganismen wie Pilze, Bakterien, Algen etc. abgetötet. Die Wirkung von KDF lässt bei hoher Wasserhärte nach. KDF-Filter alleine entfernen aber keine organischen Moleküle, deshalb sind sie nur in Verbindung mit Aktivkohlefilter sinnvoll.

- **Ultrafiltration** besteht i.d.R. aus an der Wasser-Eingangsseite geschlossenen hohlen Filterfäden, die an der Ausgangsseite offen sind und Poren mit einem Durchmesser von ca. 0,1 μ haben, so dass Bakterien, Viren, Pigmente, Proteine, Sporen etc. entfernt, gelöste Mineralien und Salze aber durchgelassen werden. Filter mit Ultrafiltrations-Elementen sind sinnvoll bei erhöhter Gefahr durch Verkeimung oder mikrobiologisch unsicherem Ausgangswasser.

- **Kalziumsulfat-Granulat** wird eingesetzt um freies Chlor zu binden, den pH-Wert anzuheben und mineralarmes Wasser aufzuhärten. Dies ist bei Umkehrosmosewasser, saurem Wasser aus Granitgestein oder Moor- und Sumpfregionen oder Oberflächenwasser.

- **Keramikelemente** im Filter halten mit Porengrößen bis 0,2 μ vor allem Feinstäube und Sedimente zurück, durch die Tiefenfiltrationswirkung sind sie auch zur Rück-haltung von Bakterien und anderen Mikroorganismen geeignet. Da eine Keramikmembran selbst ein guter Wuchsgrund für Bakterien ist, wird sie oft mit Silber bedampft. Keramik ist gut als erstes Element in einem Filter geeignet, da sie dann mechanisch von Ablagerungen gereinigt werden kann und so einem Verstopfen vorgebeugt wird.

Zum Schluss noch einige Worte zur **Trinkwasserverordnung**: Die Qualitätskontrolle des Leitungswassers findet immer am Wasserwerk statt, deshalb berücksichtigt diese Messung keine Belastungen, die aus der Leitung stammen. Aus den oben genannten Gründen ist auch die Beschränkung der regelmäßigen Messungen auf mikrobielle Belastungen und Schwermetalle sinnvoll, eine Messung der chemischen Belastungen findet nur periodisch und bei Verdacht gezielt statt – eine regelmäßige Kontrolle wäre zu aufwändig und teuer. Deshalb sind die in der Trinkwasserverordnung dargestellten Grenzwerte für chemische Stoffe nur dann relevant, wenn Belastungen auch analysiert werden – anders als bei den Grenzwerten für Schwermetalle, die ja wesentlich einfacher analysiert werden können. Grundsätzlich ist die Trinkwasserverordnung eine Methode, einen gewissen Standard für die Qualität des Leitungswassers zu definieren, sie ist aber kein »Freibrief« für wirkliches »Trink«wasser und sollte deshalb besser **»Leitungswasserverordnung«** genannt werden.

Bedenklich ist es aber, wenn die Trinkwasserverordnung dafür verwendet wird, Angst zu erzeugen, indem suggeriert wird, dass die in der Trinkwasserverordnung ausdrücklich nur als »Mittel für die Aufbereitung in besonderen Fällen« – also Katastrophen, Krieg, Seuchen etc. – erlaubten Behandlungsmethoden – die u.A. auch Cyanate zur Desinfektion beinhalten – regelmäßig eingesetzt würden und dass dem Leitungswasser deshalb regelmäßig Chemikalien zugesetzt würden, die für den Menschen schädlich sind. Dem ist nicht so, es wird im Gegenteil in Mitteleuropa nur bei wirklichen Belastungen gechlort und die früher übliche Fluoridierung des Leitungswassers findet auch nicht mehr statt.

Entscheidungshilfen für den Kauf eines Wasserionisierers

Ein Wasserionisierer ist eine Investition in Ihr wichtigstes Lebensmittel, das Trinkwasser, ein Gerät, an dem Sie lange Freude haben und das Sie auch täglich mit Freude bedienen wollen – es lohnt sich u.E. deshalb nicht, hier Kompromisse in der Qualität, im Design oder im Bedienungskomfort des Gerätes zu machen. Moderne Qualitäts-Wasserionisierer von renommierten koreanischen oder japanischen Herstellern sind ausgereifte Geräte, die bei sachgemäßer Anwendung eine lange Lebensdauer haben. Andererseits sollten aber auch keine Kosten entstehen für Geräte-Eigenschaften, die nicht sinnvoll sind und die weder auf Wasserqualität noch auf Bedienungskomfort eine Auswirkung haben – oft ist zu viel Technik auch eine zusätzliche und manchmal unnötige Fehlerquelle. Wir wollen deshalb hier einige Gesichtspunkte geben, welche Kriterien für die Qualität des Aktivwassers wichtig sind und wo Sie getrost sparen können.

Wenn Sie den Kauf eines Wasserionisierers planen, sollten Sie sich als erstes entscheiden, ob Sie einem **mineralischen oder einem elektrischen Wasserionisierer** den Vorzug geben. Beide Systeme haben Vor- und Nachteile, ausschlaggebend sollte neben praktischen Gesichtspunkten aber auch ein Geschmacksvergleich sein – der sehr individuell ausfällt, so dass es kein eindeutiges »besser« oder »schlechter« gibt.

	Mineralischer Durchfluss-Wasserionisierer	Elektrischer Durchfluss-Wasserionisierer
Kaufpreis	Niedriger	Höher
Ersatzfilter-Kosten	Höher	Niedriger
Saures Oxidwasser	Nicht vorhanden	Vorhanden
Wartungsaufwand	Niedriger	Höher, insbesondere bei kalkhaltigem Wasser
Durchflussgeschwindigkeit	Ca. 1 Liter pro Minute	1 bis 2 Liter pro Minute
Wassermenge	Maximal 2 Liter, dann sind mind. 5 Min. »Regenerationspause« notwendig	Unbeschränkt
Wassermenge pro Filter	Durch die Kapazität der Bio-Keramik beschränkt, Filterwechsel mindestens halbjährlich oder bei Erschöpfung der Bio-Keramik	In der Regel unbeschränkt, Filterwechsel halbjährlich
pH-Wert	Maximal ca. pH 10 (nach Pause der erste halbe Liter)	Von ca. pH 8 bis ca. pH 10
pH-Wert-Einstellung	Nicht möglich, »Regelung« mit Durchflussgeschwindigkeit und Vermischung	In mehreren (meist 3 oder 4) Stufen
Redoxpotential	Bis ca. -400 mV	Je nach Ausgangswasser bis ca. -800 mV
Anschluss	An die Hauswasserleitung	An die Hauswasserleitung und den elektrischen Strom
Prozess	Natürlicher Prozess ohne Strom durch Bio-Keramik, keine Trennung des Wassers	Technischer Prozess mit elektrischem Strom, Trennung des Wassers in basisches Aktivwasser und saures Oxidwasser

Während mineralische Wasserionisierer eigentlich »erweiterte Wasserfilter« sind und deshalb – neben Hygiene-Maßnahmen wie regelmäßigem Filterwechsel und Reinigung des Gehäuses – auch kaum Wartung benötigen, sind elektrische Wasserionisierer komplexe elektronische Systeme, für die immer »bessere« Geräte mit immer mehr technischen und physikalischen Höchstleistungen angeboten werden - selbstverständlich zu einem entsprechenden Preis. Deshalb werden hier einige Entscheidungshilfen aufgeführt um Ihnen Kriterien an die Hand zu geben, mit denen Sie entscheiden können welche Punkte für den täglichen Gebrauch und für Sie persönlich relevant sind.

Der **maximaler pH-Wert** ist für einen Haushalts-Wasserionisierer nicht das ausschlaggebende Kriterium, da der optimale pH-Wert zum Trinken zwischen pH 9 und pH 9,5 liegt. Dieser Wert wird von den meisten Geräten bei den meisten Wasserqualitäten erreicht. Ein maximaler Wert von pH 11 mag zwar werbetechnisch für den Verkäufer ein wichtiges Argument sein, ist aber im täglichen Gebrauch ebenso wenig nutzbar wie eine maximale Höchstgeschwindigkeit eines Autos von 280 km/h. Auch ist der erreichbare pH-Wert immer sehr abhängig von der Wasserqualität, so dass ein angepriesener maximaler pH-Wert bei Ihrem Leitungswasser wesentlich geringer sein kann.

Ebenso wenig ausschlaggebend für die Qualität des ionisierten Wassers ist die Größe der **Elektroden.** Wie bei einem Automotor, bei dem ein großer Hubraum nicht unbedingt einen Rückschluss auf die Durchzugsfähigkeit und Kraft zulässt, ist bei der Elektrode eines elektrischen Wasserionisierers die Größe nicht entscheidend, sondern eher die Abstimmung der Steuerungselektronik, die den Elektronenfluss »dosiert«.

Auch die Art der **Platin-Beschichtung der Elektroden** ist nicht unbedingt relevant. Elektronische Wasserionisierer aus asiatischer Produktion sind meistens mit Titan-Elektroden ausgestattet, die mit Platin beschichtet sind. Titan ist ein Werkstoff, der wegen seiner neutralen Eigenschaften und seiner Nicht-Reaktionsfähigkeit oft als Implantat-Metall – sei es für Zähne oder Knochen – eingesetzt wird. Platin wird als Katalysator eingesetzt. **Katalysatoren** sind Stoffe, die eine chemische oder physikalische Reaktion verstärken, beschleunigen oder erst ermöglichen, ohne selbst daran beteiligt zu sein. Ähnlich wie Platin im Katalysator Ihres Autos die Verbrennung der Stickoxide NOx beschleunigt, so beschleunigt und verstärkt die Platinbeschichtung der Elektrode eines elektrischen Wasserionisierers die Bildung von Wasserstoff H. Die Platinbeschichtung ist also nicht dafür da – wie oft fälschlich behauptet – den Kontakt des Wassers mit dem Titan zu verhindern. Wasserionisierer aus Russland

beispielsweise haben unbehandelte, reine Titanelektroden. Zur Platinbeschichtung der Elektroden gibt es hauptsächlich zwei Möglichkeiten: die galvanische Beschichtung in einem Tauchbad mit Elektrolyse – ähnlich einem galvanischen Tauchbad, mit dem die Rohkarossen eines Autos verzinkt werden – oder die Spraybeschichtung mit einem Platinspray ähnlich wie die Lackierung eines Fahrzeuges. Beide Methoden haben gewiss einige Vor- und Nachteile, die Unterschiede halten sich jedoch in Grenzen und sollten nicht unbedingt ausschlaggebend für eine Kaufentscheidung sein.

Viele Wasserionisierern haben eine **Anzeige von pH-Wert und Redoxpotential** des Aktivwassers im Display. Da es aber keine Messfühler zur pH- und Redoxwertmessung gibt, die nicht regelmäßig gewartet und kalibriert werden müssen, beruhen diese Anzeigen nur auf Berechnungen und sind deshalb sehr unzuverlässig. Vergleiche der angezeigten Werte mit den Werten, die von einem kalibrierten Messgerät gemessen wurden, zeigen Abweichungen bis 1,5 pH-Werte und mehreren 100 mV Redoxspannung an. Geräte, die pH- und Redoxwerte anzeigen, täuschen also eine Genauigkeit vor, die nicht vorhanden ist, so dass Sie auf diese Anzeige getrost verzichten können. Deshalb ist es auch wichtig, bei dem eigenen Wasser in den verschiedenen Einstellungsstufen und mit einer definierten Durchflussgeschwindigkeit sowohl pH- als auch Redoxwert zu messen, wenn diese Messwerte von Interesse sind, und sich nicht auf die Anzeigewerte der Geräte zu verlassen.

Sinnvolle Kriterien für eine Kaufentscheidung sind:

Ein **guter Aktivkohlefilter,** am besten ergänzt durch eine Schicht **KDF-Filtration,** ist eine zwingende Voraussetzung, wenn Leitungswasser zur Ionisierung verwendet werden soll. Da im Leitungswasser immer mehr unterschiedliche Rückstände diverser Chemikalien aus Medikamentenrückständen, Pestiziden, Herbiziden etc., aber auch Schwermetalle und andere anorganische Belastungen zu finden sind, müssen diese vor einer elektrischen Ionisierung möglichst vollständig entfernt werden. Geschieht dies nicht, werden auch diese Chemikalien ionisiert und damit chemisch und physikalisch so verändert, dass sie in ihrer Wirksamkeit unberechenbar werden. So wichtig wie eine gute Filtration ist, ist aber in den meisten mitteleuropäischen Regionen ein guter Aktivkohle-KDF-Filter ausreichend, zwei Filter sind eher überflüssig und auch kostspielig, da ein Filter – mehr oder weniger unabhängig von der Menge des gefilterten Wassers – aus hygienischen Gründen spätestens alle 6 Monate oder nach einer längeren Standzeit ohne Wasserdurchfluss getauscht werden sollte. Deshalb empfiehlt es sich, den Filterwechsel immer nach einem längeren Urlaub zu legen, wenn der Wasserionisierer in dieser Zeit nicht benutzt wird. Wichtig ist also ein zuverlässiger Filter von einem zuverlässigen Lieferanten, bei dem die Bezugssicherheit für die Lebensdauer des Gerätes sichergestellt ist.

Eine einfache und zuverlässige **Entkalkung der Elektroden** ist ebenfalls wichtig. Durch die Funktionsweise ist bedingt, dass sich die positiv geladenen Kalziumionen an der negativ geladenen Elektrode in der Ionisierungskammer ansetzen und eine Schicht bilden, die den Elektronenfluss und damit die Funktionsfähigkeit beeinträchtigt. Deshalb muss die Polarisierung der Elektrode regelmäßig umgekehrt werden, damit die an der Elektrode haftenden Kalziumionen wieder abgestoßen und die Bildung einer Kalkschicht verhindert wird. Bei einfachen Geräten geschieht dies durch eine ca. 10 Sekunden dauernde Umkehr der Polarisierung vor jedem Gebrauch, bei der dann saures Oxidwasser statt basisches Aktivwasser aus dem Gerät kommt. Bei professionellen Geräten geschieht dies durch einen wechselseitigen Gebrauch der beiden Elektroden als Anode und Kathode, was eine aufwendige Steuerung des Wasserflusses benötigt. Basisches Aktivwasser ist bei diesen Geräten sofort und ohne Wartezeit verfügbar.

Unabhängig von der Entkalkung der Elektroden ist auch die regelmäßige Entkalkung und Reinigung des Gerätes wichtig, die je nach Wasserhärte und -qualität vierteljährlich bis jährlich durchgeführt werden sollte. Ein **ausgereiftes und praktikables Reinigungskonzept** ist deshalb für die Langlebigkeit und Hygiene eines Wasserionisierers ein entscheidendes Argument. Bewährt hat sich für die Reinigung, mit einer Pumpe Essig oder Zitronensäure durch das Gerät zu pumpen oder einen speziellen Reinigungsfilter einzusetzen.

Für die einfache und komfortable Bedienung des Gerätes ist die **Art des Wasseranschlusses** entscheidend. Einfache Geräte werden mit einem Umschaltperlator an den Wasserhahn angeschlossen, was aber entscheidende Nachteile hat. Einmal wird durch den Umschaltperlator und den von ihm zum Gerät führenden Schlauch die Bewegungsfreiheit des Wasserhahns stark eingeschränkt, bei den verbreiteten Brause-Wasserhähnen ist dieser Anschluss auch garnicht möglich. Zum Anderen besteht auch immer die Gefahr, dass versehentlich heißes Wasser in das Gerät fließt. Auch wenn heißes Wasser dem Gerät nicht sofort schadet, verliert Aktivkohle durch heißes Wasser ihre Reinigungsaktivität und der Filter muss vorzeitig erneuert werden. Besser ist also ein Anschluss direkt an den Kaltwasser-Zulauf unter der Spüle und Regulierungsventil für den Wasserfluss direkt am Gerät. Noch eleganter sind natürlich Geräte, die unter der Spüle stehen und von denen nur eine externe Armatur auf der Spüle montiert wird.

Last but not least sollte für eine Kaufentscheidung – ebenso wie beim Autokauf – auch der **Service** entscheidend sein: Es sollte sichergestellt werden, dass **Ersatzteile** auch noch in einigen Jahren verfügbar sind und dass es eine Werkstatt gibt, in der die Geräte gewartet und notfalls repariert werden können.

Fazit: So wie es keine wirklich schlechten Autos mehr gibt, gibt es auch keine wirklich schlechten Wasserionisierer mehr – jedenfalls wenn sie von renommierten Herstellern aus Japan oder Korea hergestellt werden. Von chinesischen Produkten, die oft auch als sog. »OEM-Produkte« mit dem Namen eines Importeurs verkauft werden, ist zum Zeitpunkt der Drucklegung (2011) noch abzuraten, da dort weder die Qualität noch die Ersatzteilversorgung sichergestellt werden kann – aber Sie werden wahrscheinlich auch kein chinesisches Auto kaufen. Dies bedeutet aber nicht, dass es nicht auch in Zukunft einmal gute Produkte aus China geben kann. Es ist also sinnvoll, sich bei einer Kaufentscheidung für einen Wasserionisierer an ähnlichen Kriterien zu orientieren wie beim Kauf einer hochwertigen Kamera oder eines Autos: Es sollte ein Produkt eines erfahrenen Markenherstellers sein, praktikabel in der Anwendung, passend im Design, und Service und Ersatzteilversorgung sollte sichergestellt sein.

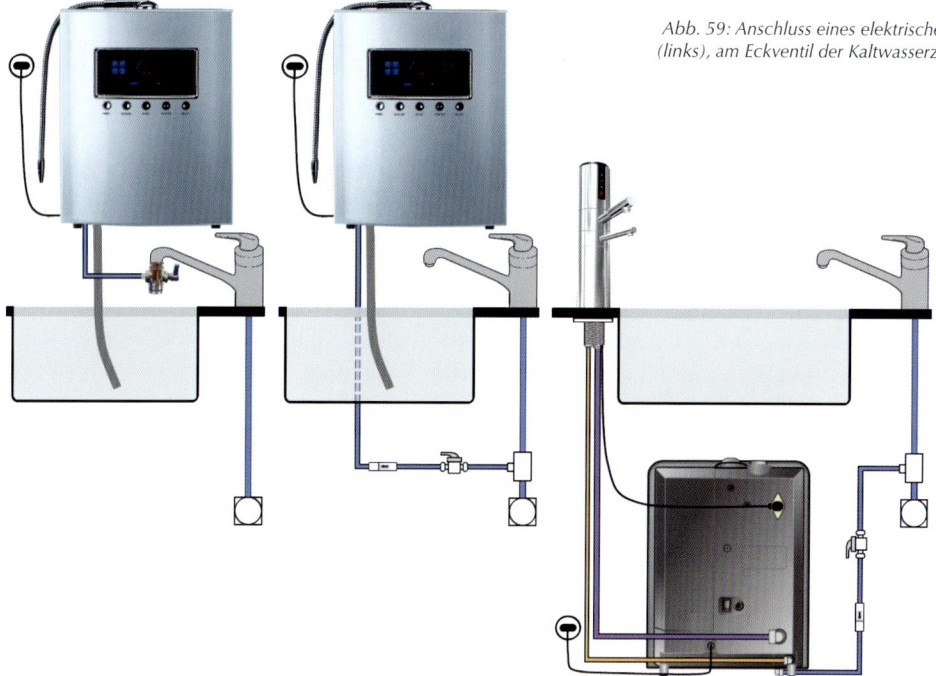

Tipps zum Umgang mit einem elektrischen Wasserionisierer

Ein elektrischer Wasserionisierer eines renommierten Herstellers ist – eine regelmäßige Wartung vorausgesetzt – ein sehr langlebiges Gerät. Wir verwenden privat ein Gerät, das seit Anfang 2003 in unserer Küche hängt und immer noch sehr gutes basisches Aktivwasser liefert. Damit Sie lange Freude an Ihrem Wasserionisierer haben, sollten Sie einige Ratschläge beachten:

1. Die **Installation** eines einfachen elektrischen Wasserionisierers an einem Umschaltperlator an einem normalen Wasserhahn ist kein Hexenwerk und kann grundsätzlich selbst vorgenommen werden. Eine Untertisch-Installation ist schon etwas aufwändiger, erfordert etwas handwerkliches Geschick und ist auch kritischer, da das Gerät direkt an die Hauswasserleitung angeschlossen wird und deshalb unter Wasserdruck steht. Eine unsachgemäße Installation kann hier zu großen Schäden führen. Fragen Sie deshalb Ihren Installateur, wenn Sie sich dies nicht selbst zutrauen.

2. Hat ihr Wasserionisierer keine automatische **Elektroden-Entkalkung,** ist es wichtig, dass die Elektroden regelmäßig – mindestens einmal täglich – manuell entkalkt werden, indem die Polarisierung der Elektroden umgekehrt wird, d.h. Sie stellen »Saures Oxidwasser« ein. Einmal richtig verkalkte Elektroden sind nur sehr schwer wieder zu entkalken. Dies ist umso wichtiger je härter Ihr Leitungswasser ist, d.h. je höher sein Kalkgehalt. Die Härte Ihres Leitungswassers in $°dH$ (Grad deutscher Härte) erfahren Sie bei Ihrem Wasserwerk:

$$0 - 7° \text{ dH} = \text{weich}$$

$$7 - 14° \text{ dH} = \text{mittelhart}$$

$$> 14° \text{ dH} = \text{hart}$$

3. Ein elektrischer Wasserionisierer sollte zumindest halbjährlich – am besten mit dem Filterwechsel – als Ganzes **entkalkt und gereinigt** werden. Dies geschieht entweder, indem eine Essig- oder Zitronensäurelösung für mehrere Stunden im Kreislauf durch das Gerät gepumpt wird, oder durch spezielle Reinigungsfilter, die ins Filtergehäuse eingesetzt werden und ein Reinigungsgranulat enthalten, das sich auflöst und alle wasserführenden Teile des Gerätes entkalkt und reinigt.

4. Aus hygienischen Gründen sollte der eingebaute **Aktivkohlefilter** mindestens alle **6 Monate** gewechselt werden, da er verkeimen kann und eine Verkeimung des gesamten Gerätes nach sich ziehen kann. Dies ist in Mitteleuropa mehr oder weniger unabhängig von der Menge des verbrauchten Wassers und den Filterwechsel-Empfehlungen des Herstellers, nur bei extrem schlechter Wasserqualität oder extrem hohem Verbrauch kann ein früherer Filterwechsel angeraten sein. Eine exakte Bestimmung einer Literzahl für einen Filter ist nahezu unmöglich, da dafür die genaue Qualität und die Belastung des Leitungswassers bekannt sein muss.

5. Ebenso aus hygienischen Gründen sollten Sie den Filter Ihres Wasserionisierers herausnehmen und in einer sauberen Tüte in den Kühlschrank legen (nicht ins Gefrierfach!), wenn das Gerät mehrere Tage nicht mehr verwendet wird. Regelmäßiger Gebrauch ist der beste Schutz vor Verkeimung, nur wenn Wasser steht – z.B. im Filter –, finden Keime gute Wachstumsbedingungen.

6. Oftmals werden wir gefragt, ob und wie das ionisierte Wasser noch »energetisch« optimiert werden kann. Grundsätzlich ist es möglich und für denjenigen, der darauf Wert legt, auch sinnvoll, dies zu tun, es gibt aber so viele verschiedene Methoden und Verfahren auf dem Markt – von dem einfachen Quarzkristall in der Glaskaraffe bis zu Energetisierungs-Hilfsmittel deren Kosten den Preis eines Wasserionisierers übersteigen –, dass wir keine Empfehlung abgeben können und wollen. Wichtig ist – da diese Wirkungen nicht objektiv messbar sind –, dass Sie Energetisierungs-Hilfsmittel mit vollem Rückgaberecht für eine gewisse Zeit an Ihrem eigenen Gerät in Ihrer Umgebung testen können.

7. Für **Aufbewahrung und Transport** des basischen Aktivwassers eignen sich am besten Glasflaschen. Flaschen aus Polycarbonat sind ebenfalls geeignet. Glas und Polycarbonat sind elektrisch neutral und beeinflussen das Redoxpotential des Wassers nicht, während andere Kunststoffe und Metalle elektrisch positiv geladen sind und die reduzierende, antioxidative Wirkung des basischen Aktivwassers sofort neutralisieren, indem sie Elektronen aus dem Wasser ziehen. PET–Flaschen sind neben ihrer oxidativen Wirkung auch deshalb ungeeignet, weil sie chemische Inhaltsstoffe an das basische Aktivwasser abgeben können.

8. Basisches Aktivwasser bewirkt, dass **Flaschen und Gläser schneller verkalken.** Dies ist kein Mangel, sondern ein natürlicher Vorgang, da das gelöste Kalzium im Wasser in einem sog. Kalk-Kohlensäure-Gleichgewicht vorliegt, d.h. im Leitungswasser wird das enthaltene Kalzium wird durch Kohlensäure neutralisiert. Bei der Ionisierung werden nun einerseits die basischen Mineralien und damit auch das Kalzium auf der basischen Seite konzentriert, andererseits wird die im Wasser gelöste Kohlensäure neutralisiert. Anfänglich wird das gelöste Kalzium durch die elektrische Ladung des basischen Aktivwassers – also das Redoxpotential – in Schwebe gehalten, wenn diese Ladung sich aber allmählich verflüchtigt, fällt das Kalzium aus und setzt sich am Glas oder in der Flasche fest. Reinigen Sie verkalkte Gläser und Flaschen am besten mit einer Essig- oder Zitronensäurelösung.

Was ist der Unterschied zwischen ionisiertem Wasser und anderen Wasseraufbereitungsmethoden?

- **Umkehrosmose-Wasser** ist fast völlig mineralarm. Es wird hergestellt, indem (Leitungs-)Wasser durch eine sehr feine Membran gepresst wird, die nur die kleinen Wassermoleküle durchlässt, Mineralien und alle anderen Stoffe aber abweist.

  Da in dem Leitungswasser, aus dem Umkehrosmose-Wasser hergestellt wird, immer ein Kalk-Kohlensäure–Gleichgewicht besteht und eine Umkehrosmose-Membran den Kalk herausfiltert und abweist, Kohlensäure und andere gelöste (saure) Gase aber durchlässt, enthält Umkehrosmose-Wasser diese sauren Gase und ist immer sauer – und zwar in der Regel um so saurer, je mehr Kalk im Ausgangswasser enthalten ist.

  Umkehrosmose-Wasser hat eine hohe Lösungskraft und kann durch seine Mineralfreiheit für technische Anwendungen gut geeignet sein, solange für einen guten Korrosionsschutz gesorgt wird, da Umkehrosmose-Wasser immer recht aggressiv und oxidierend wirkt. Es eignet sich aber nicht, um Stoffwechselreste oder die sog. »Schlacken« im menschlichen Körper zu lösen, da diese Schlacken aus konzentrierten Säuren bestehen, die durch wenige basische Mineralien gebunden sind. Es ist chemisches Grundwissen, dass sich saure Salze nicht in saurer Flüssigkeit auflösen.

  Eine Ionisierung von Umkehrosmose-Wasser ist nicht möglich, da die elektrische Leitfähigkeit zu gering ist. Es muss vor einer Ionisierung deshalb erst mit Salzen oder Mineralien versetzt und re-mineralisiert werden.

- **Destilliertes Wasser** ist dem Umkehrosmose-Wasser sehr ähnlich, es wird hergestellt durch das Verdampfen und Kondensieren von (Leitungs-)Wasser. Da mit dem Wasser auch alle schnellflüchtigen Stoffe, deren Siedepunkt unter 100 °C liegt, verdampfen, ist nach der Kondensation noch ein Aktivkohlefilter eingeschaltet, der diese leicht flüchtigen Stoffe adsorbiert. Destilliertes Wasser braucht nicht nur in der Herstellung sehr viel Energie, es ist auch wie Umkehrosmose-Wasser sehr aggressiv, auch wenn sein pH-Wert etwas höher ist. Ebenso wie bei Umkehrosmose-Wasser ist die direkte Ionisierung von destilliertem Wasser unmöglich.

- **Ionentauscher** werden verwendet, um Leitungsrohre bei stark kalkhaltigem oder stark korrosivem Wasser zu schützen oder Nitrate oder andere gelöste Mineralien oder Salze gezielt zu entfernen. Die Salze oder Mineralien – beispielsweise der Kalk – werden an einem Kunstharz angelagert, das dafür ein anderes, weniger schädliches oder unerwünschtes, aber gleich geladenes Mineral abgibt. Bei einem Ionentauscher zur Enthärtung wird beispielsweise Natrium abgegeben und das Kalzium an das Harz angelagert, das Ionentauscher-Harz kann dann durch die Zugabe einer hochkonzentrierten Kochsalz-Lösung wieder regeneriert werden, dabei werden dann die Kalzium-Ionen wieder durch Natrium-Ionen ersetzt.

  Auch Kannenfilter arbeiten nach diesem Prinzip, hier wird statt Natrium Wasserstoff abgegeben, diese Filter können nicht regeneriert werden. Bei diesen mit Wasserstoff-Ionen arbeitenden Ionentauscher-Filtern wird der Säuregehalt des Wassers erhöht. Wasserionisierer können problemlos nach einem Ionentauscher eingesetzt werden.

- **»Sprudel«-Wasser** wird durch das Einpressen von Kohlensäure in das Wasser hergestellt. Kohlensäure ist in Wasser gelöstes Kohlendioxid, ein Gas, das Menschen und alle Säugetiere ausatmen, da es ein saures Abfallprodukt der Verbrennung in den Körperzellen ist. Abgesehen davon, dass »Sprudel«-Wasser immer sauer ist und u.a. auch hilft, eine Verkeimung durch die Abfüllanlage oder durch nicht ganz sorgfältig gereinigten Mehrweg-Flaschen zu verhindern, täuscht es eine nicht vorhandene Frische und Lebendigkeit des Wassers vor, die den Körper »enttäuscht«, da die biologische Wirkung nicht dem Geschmackseindruck entspricht. Abgesehen davon sei es dahingestellt, ob es sinnvoll ist, seinem Körper ein Gas zwangsweise durch das Wasser wieder zuzuführen, das er soeben ausgeatmet hat.

- **Levitiertes Wasser** wird hergestellt, indem Wasser in einem senkrechten Rohr rasend schnell rotiert. Beim Austreten aus dem oberen Ende werden die Wassercluster durch die Fliehkraft »zerrissen« und verkleinert. Ionisiertes Wasser hat ebenso kleine Wassercluster, braucht zur Herstellung aber wesentlich weniger Energie.

- **Verwirbeltes Wasser** wird meist durch Wasserhahn-Vorsätze aus Leitungswasser produziert. Die einfachste Art der Verwirbelung ist aber das Verbinden von zwei Flaschenöffnungen, dann kann das Wasser mit einem Wirbel von einer Flasche in die andere laufen – einige Male hin- und hergewirbelt kann sich die »Konsistenz« des Wassers spürbar verändern. Wasserhahn-Vorsätze verwirbeln das Wasser durch speziell angeordnete Wirbelkammern mit Hilfe des Wasserdrucks. Es sind auch spezielle elektrisch betriebene Verwirbelungsgeräte verfügbar, die mit verschiedenen Methoden Strudel erzeugen. Ebenso wie bei der Levitation werden bei der Verwirbelung nur die Wasserstruktur verändert und die Wassercluster verkleinert, die chemische Zusammensetzung bleibt - außer ein evtl. Ausgasen von gasförmigen Inhaltsstoffen - gleich.

- **Sauerstoffwasser** wird durch Zugabe von Sauerstoff hergestellt. Das Sauerstoffmolekül ist von Wassermolekülen umgeben, gast aber leicht aus. Sauerstoffwasser kann den Sauerstoffpartialdruck pO_2 im Blut erhöhen, nicht aber die Ursachen eines zu niedrigen pO_2, der in der Übersäuerung zu suchen ist, ausgleichen. Basisches Aktivwasser enthält durch den Überschuss an OH^- - Ionen sehr viel Sauerstoff.

- **Ozonisiertes Wasser** wird durch Zugabe von Ozon (O_3) hergestellt. Ozon ist ein starkes Oxidationsmittel und wird z.B. in Schwimmbädern zur Reduzierung der Keimzahlen im Schwimmbadwasser verwendet. Ozonisiertes Wasser hat ein sehr hohes Redoxpotential und ist sehr aggressiv. Geworben wird für ozonisiertes Wasser mit dem erhöhten Gehalt an Sauerstoff – nur gilt hier das gleiche wie für Sauerstoffwasser, dass nämlich Sauerstoff im Wasser bestenfalls den Sauerstoffpartialdruck erhöhen kann, nie aber die Ursachen von Beschwerden ausgleichen. Ob das Trinken von so stark oxidierendem Wasser biologisch sinnvoll ist, sei dahingestellt.

- Auch Anlagen zur Herstellung von mit **UV-Licht entkeimtem Wasser** werden hier angeboten, was aber unter europäischen Wasserhygieneverhältnissen keinen Sinn ergibt, da die Keimbelastung des Leitungswassers minimal ist. Durch die Ultraviolettstrahlung werden also Keime zerstört, die nicht oder nur in minimaler und ungefährlicher Konzentration vorhanden sind. Anlagen mit eingebauter UV-Entkeimung können sinnvoll sein bei Wasser aus eigenen Brunnen, Quellen oder Bächen, nicht aber für Leitungswasser.

- **Hexagonales Wasser** ist ein von dem koreanischen Professor und Wasserforscher *Mu Shik Jhon* geprägter Begriff für Wasser mit einer hexagonalen = sechseckigen Clusterstruktur. Er fand dieses Wasser nicht nur im Körper als das direkt die Zellen und Proteine umgebendes Wasser, sondern auch als Gletscher- oder frisches Bachwasser in der Natur.

  Technisch lässt sich hexagonales Wasser durch Verwirbelung oder Ionisierung herstellen - basisches Aktivwasser ist also auch hexagonales Wasser.

- **Energetisiertes oder vitalisiertes Wasser wird mit verschiedensten Methoden erzeugt:**

  - **Schwingungsübertragung** (z.B. von Quellwasser) beeinflusst die Schwingung der Wassermoleküle

  - **Mineralien** (z.B. Quarz) übertragen zusätzlich noch Ordnungsstrukturen

  - **Magnete** drehen die Wassermoleküle beim Vorbeifließen einmal um die eigene Achse und verkleinern und ordnen Clusterstrukturen

  - **Verwirbelungen** bewirken starke Reibungskräfte im Wasser, verkleinern Cluster, ordnen Wasserstrukturen und fördern die Selbstreinigungskraft des Wassers – sie sind die natürlichste Form der Energetisierung.

Alle diese Vitalisierungs- und Energetisierungsmethoden können nach der Ionisierung bei basischem Wasser angewendet werden – oft reicht es aber, das Glas Wasser in die Hand zu nehmen und ihm einige gute Gedanken zu senden!

Nach welchen Kriterien kann eine Trinkwasseraufbereitungsanlage ausgewählt werden?

Es gibt so viele verschiedene Methoden, Leitungswasser zu »veredeln« oder aufzubereiten, dass es den Laien oft überfordert, sich für eine Methode zu entscheiden.

Um eine Entscheidung zu fällen, müssen aber erst einmal die Kriterien festgelegt werden, die die Entscheidungsgrundlage bilden sollen. Da beim Trinkwasser die Wirkung auf den Menschen im Vordergrund steht, sind diese Kriterien vor allem die physikalischen und chemischen Parameter, die unsere Gesundheit beeinflussen und biologische Wirkungen haben.

Die **biologisch wichtigen Parameter** sind:

- **Die Säure-Basen-Bilanz** (gemessen als pH-Wert): seine Bedeutung ist in den vorherigen Kapiteln ausführlich erläutert worden. Gutes Trinkwasser sollte also einen basischen pH-Wert haben, optimal um pH 9.

- **Das Redoxpotential** (gemessen in mV = milliVolt bzw. als sog. rH-Wert): Auch die Bedeutung der elektrischen Ladung des Wassers ist ausführlich erläutert worden. Gutes Trinkwasser sollte also einen negatives Redoxpotential – d.h. ein Redoxpotential mit negativem Vorzeichen – bzw. eine reduzierende (antioxidative) Wirkung haben, d.h. einen rH-Wert unter rH 17.

- **Die Clustergröße:** Die Clustergröße ist nur sehr aufwändig messbar, es gilt aber, dass ein gutes Trinkwasser möglichst kleine Cluster haben sollte.

- **Die Schadstofffreiheit:** Die Freiheit von Schadstoffen, insbesondere von chemischen Belastungen und Schwermetallen, ist eine Grundvoraussetzung für gesundes Trinkwasser.

Indirekt wirken auf die biologischen Zusammenhänge:

- **Der Sauerstoffgehalt:** Der Sauerstoffgehalt ist zwar für im Wasser lebende Organismen von Bedeutung, für den Menschen aber eher zweitrangig, da ein erhöhter Gehalt an Sauerstoffgas (O_2) zwar kurzfristig den Sauerstoffpartialdruck im Blut erhöhen kann, nicht aber langfristige Wirkungen hat. Sauerstoff in Form von einem Überschuss an OH^--Ionen – also als erhöhter Basenwert - ist biologisch wesentlich wirksamer.

- **Die Leitfähigkeit** (gemessen in µS = MicroSiemens) bzw. der **Widerstand** (gemessen in Ω = Ohm): Reines H_2O leitet keinen Strom, es hat einen hohen Widerstand und eine geringe Leitfähigkeit, Wasser mit vielen gelösten Mineralien hat einen niedrigen Widerstand und eine hohe Leitfähigkeit. Einige »Philosophien« behaupten, dass ein hoher Widerstand ein Zeichen für gutes Wasser sei. Da unser Körper aber ein »elektrischer« Organismus ist, dessen interne Kommunikation auf der Weiterleitung feinster elektrischer Signale zwischen den Zellen basiert, ist diese Behauptung nicht haltbar, im Gegenteil, eine hohe Leitfähigkeit des Wassers erleichtert die Signalübertragung. Auch besitzt Wasser mit Mineralien eine geordnete Struktur, während mineralloses Wasser strukturlos ist. Wasser mit einem gewissen Anteil an gelösten Mineralien – auch wenn diese nicht direkt aufgenommen werden können – ist also einem mineralarmen Wasser vorzuziehen. Leitfähigkeit bzw. Widerstand sind also Parameter, die für die biologische Wirkung nur indirekt von Bedeutung sind.

Alle anderen Kriterien sind entweder gesundheitlich nicht relevant oder nicht nachprüfbar bzw. messbar wie z.B. der »Energiegehalt« und die »Vitalität« eines Wassers.

Anhand der biologisch wichtigen Kriterien wurde die folgende Übersichtstabelle erstellt, die die gängigen Wasserbehandlungsmethoden nach diesen Kriterien bewertet:

Trinkwasseraufbereitungsmethoden im Vergleich

Aufbereitung	Parameter	Der pH-Wert wird ...	Das Redox-Potential ...	Die chemischen Belastungen werden ...	Der Sauerstoffgehalt wird ...	Vorhandene Mineralien werden ...	Die Leitfähig[keit] wird ...
Professionelle Aktivkohlefiltration[3]		... nicht beeinflusst	... bleibt positiv und oxidierend[1]	... zu 90 - 99% entfernt	... nicht beeinflusst	... nicht beeinflusst	... nicht beein...
Umkehrosmose-Filterung		... erniedrigt	... wird erhöht und stärker oxidierend	... zu 90 - 99% entfernt	... erniedrigt	... entfernt	... erniedri...
Destillation		... erniedrigt	... wird erhöht und stärker oxidierend	... zu 90 - 99% entfernt	... erniedrigt	... entfernt	... erniedri...
Levitation durch Levitationsmaschine		... durch Ausgasung von CO_2 leicht erhöht	... bleibt positiv und oxidierend[1]	... nicht entfernt	... leicht erhöht	... nicht beeinflusst	... nicht beein...
Sauerstoff-Anreicherung	Mit O_2-Patrone	... nicht beeinflusst	... bleibt positiv und oxidierend[1]	... nicht entfernt	... erhöht	... nicht beeinflusst	... nicht beein...
	Mit Verwirbelung und Aktivkohlefilter	... durch Ausgasung von CO_2 leicht erhöht		... zu 90 - 99% entfernt		... nicht beeinflusst	... nicht beein...
Kochen		... durch Ausgasung von CO_2 leicht erhöht	... bleibt positiv und oxidierend[1]	... nicht entfernt	... erniedrigt	... nicht beeinflusst	... nicht beein...
Verwirbeln[4]		... durch Ausgasung von CO_2 leicht erhöht	... bleibt positiv und oxidierend[1]	... nicht entfernt	... leicht erhöht	... nicht beeinflusst	... nicht beein...
Zugabe von basischen Wasser-Konzentraten[5]		... erhöht	... bleibt positiv und oxidierend[1]	... nicht entfernt	... indirekt erhöht	... nicht beeinflusst	... erhöh...
Behandlung mit Magneten		... nicht beeinflusst	... bleibt positiv und oxidierend[1]	... nicht entfernt	... nicht beeinflusst	... nicht beeinflusst	... nicht beein...
Ionentauscher zur Enthärtung	Kannenfilter	... erniedrigt	... bleibt positiv und oxidierend[1]	... nicht entfernt	... nicht beeinflusst	... nicht beeinflusst	... erniedri...
	Hausanlage						
Basische Ionisierung mit elektrischem Wasserionisierer	Ohne Aktivkohlefilter	... erhöht	... wird negativ und reduzierend bzw. antioxidativ	... nicht entfernt	... indirekt erhöht	... getrennt, saure Mineralien werden entfernt, basische erhöht	... erhöh...
	Mit Aktivkohlefilter			... zu 90 - 99% entfernt			
Basische Ionisierung mit Bio-Keramik	Ohne Aktivkohlefilter	... erhöht	... wird negativ und reduzierend bzw. antioxidativ	... nicht entfernt	... indirekt erhöht	... nicht beeinflusst	... erhöh...
	Mit Aktivkohlefilter			... zu 90 - 99% entfernt		... nicht beeinflusst	

Clustergröße wird …	Anschaffung ca. in €	Folgekosten pro Jahr in €[2]
…icht beeinflusst	ab € 140	€ 80 - € 200
… erhöht	ab € 250	€ 100 - 200 zuzügl. € 100 - € 400 ca. alle 5 Jahre
…icht erniedrigt	ab € 200	ca. € 800 (€ 0,20 Stromkosten pro Liter)
… erniedrigt	ab € 2.000	Strom- und Wartungskosten
…icht beeinflusst	ab € 150	ca. € 2.000 (€ 0,50 / Liter)
… erniedrigt	ab € 3.000	€ 100 - € 200 plus Strom- und Wartungskosten
… erniedrigt	-	Energie
… erniedrigt	ab 10 (mechanisch) ab 200 (als Wasserhahnvorsatz)	-
…icht beeinflusst	-	ca. € 2.000 (€ 0,50 / Liter)
… erniedrigt	ab 20	-
…icht beeinflusst	ab 30	Ca. € 300
	ab 1.000	Je nach Hausgröße
	ab 300	ca. 100 plus Strom- und Wartungskosten
… erniedrigt	ab 700	€ 100 - 200 plus Strom- und Wartungskosten
	ab 100	ca. € 100
… erniedrigt	ab 300	Ca. € 200

Bewertung der Wirkung auf den Menschen

- Wirkt positiv auf den menschlichen Organismus
- Kann positiv oder leicht positiv auf den menschlichen Organismus wirken
- Neutral
- Kann negativ oder leicht negativ auf den menschlichen Organismus wirken
- Wirkt negativ auf den menschlichen Organismus

Kosten

- Niedrig (< € 100)
- Mittel (= € 100 - € 1000)
- Hoch (> € 1.000)

Anmerkungen

[1] Jedes »herkömmliche« Wasser ist positiv geladen und wirkt oxidierend.

[2] Gerechnet für eine 4-köpfige Familie mit 3 Litern pro Person und Tag = ca. 1.000 Liter pro Person und Jahr = ca. 4.000 Liter.

[3] »Professionell« bedeutet hier eine Filtration durch Block- oder gepresste Aktivkohlefilter, nicht einfache Haushalts-Schüttfilter. Diese bewirken evtl. eine Reduktion des Kalkgehalts durch Ionentausch, aber keine konsequente Reinigung des Wassers.

[4] Verschiedene Techniken von der einfachen Verbindung zweier Flaschen bis zu elektrischen Verwirbelungsgeräten.

[5] Basische Wasser-Konzentrate bestehen aus sehr stark basischem Wasser.

[6] Verschiedene UO-Anlagen bauen einen hohen Wasserdruck auf um die Ausbeute an reinem Wasser zu erhöhen. Dadurch werden Wassercluster größer.

Lesen Sie auch:

Der Weg zurück in die Jugend

von Sang Whang

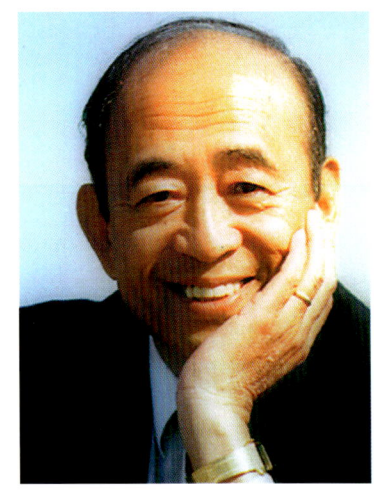

Der US-Longseller ist der Klassiker und ein »Muss« für Jeden, der sich für die Wirkung von basischem Aktivwasser interessiert. Übersäuerung und die daraus entstehenden Ansammlungen saurer Schlacken bewirken, dass wir körperlich älter werden.

Sang Whang beschreibt verständlich und humorvoll die wissenschaftlichen Grundlagen des Alterns.

Er stellt einfache und seit Jahrzehnten in Japan und Korea erfolgreich bewährte natürliche Methoden und Geräte vor, die saure Ablagerungen aus unserem Körper entfernen.

Aktualisiert von dem Umweltschutzingenieur und Präventologen Dietmar Ferger macht diese Übersetzung alte und neue Forschungsergebnisse aus dem Japanischen und Koreanischen endlich auch für das deutschsprachige Publikum verfügbar.

Ein Buch für Jeden, der die Ursachen des Alterns und der Zivilisationskrankheiten verstehen und gesund und beschwerdefrei alt werden will.

100 Seiten, viele SW-Abbildungen, Softcover

LIBRION Verlag

ISBN: 3-8334-1485-5

Preis: € 10.-

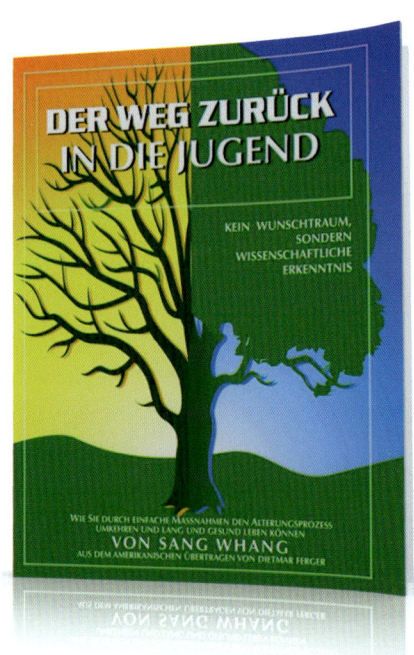

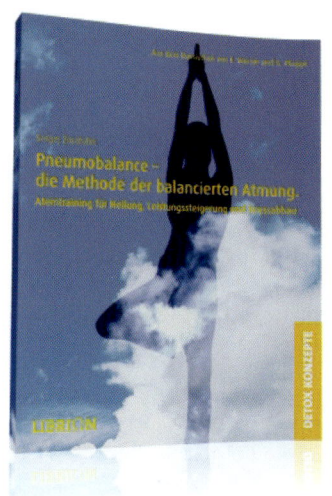
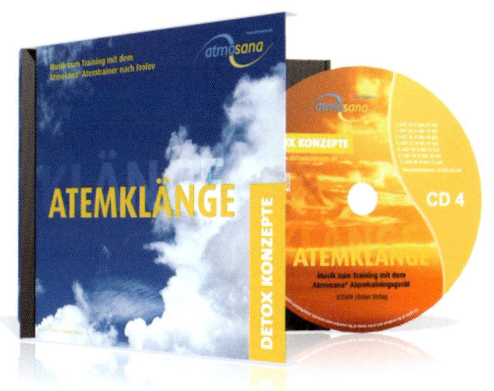

Lesen und sehen Sie auch:

Trink dich Basisch! (Buch & DVD)

von K-H Asenbaum, D. Ferger und Dr. med. W. Irlacher

Zusammengestellt von einem Medizinjournalisten und Reporter bietet das Handbuch auf 52 Seiten mit der DVD (Lauflänge ca. 75 Minuten) einen Überblick und Schnelleinstieg zu dem augenblicklichen Stand der Erkenntnisse über basisches Aktivwasser.

Auf der DVD können Zusammenhänge nochmals bildlich nachvollzogen werden, da sie mit hervorragenden Grafiken ausgestattet ist und durch viele Interviews sowohl mit Anwendern als auch mit Therapeuten ergänzt wird.Das reich illustrierte Handbuch fasst Wirkungsweise und Interviews zusammen. Was Sie immer über basisches Aktivwasser wissen wollten, jetzt können Sie es einfach vor Ihrem Bildschirm zu Hause oder am Computer erleben!

50 Seiten Fachwissen, viele Abbildungen

75 min. Filmdokumente

LIBRION Verlag

ISBN: 978-3-9810897-2-1

Preis: € 9,90

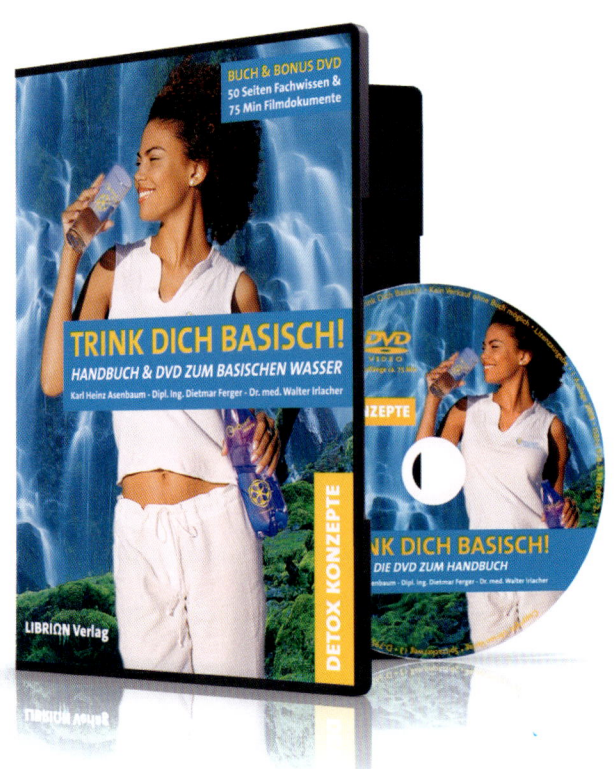